BEIHEFTE ZUM ZENTRALBLATT FÜR GEWERBEHYGIENE
UND UNFALLVERHÜTUNG
HERAUSGEGEBEN VON DER DEUTSCHEN GESELLSCHAFT FÜR GEWERBEHYGIENE
IN FRANKFURT A. M., PLATZ DER REPUBLIK 49
BEIHEFT 21

Arbeit und Sport

Mit Beiträgen von

Gewerbemedizinalrat Dr. **H. Gerbis**, Berlin;
Prof. Dr. **E. Klinge**, Hannover; **F. W. v. d. Linde**, Berlin;
Ministerialrat Dr. **A. Mallwitz**, Berlin; **W. Maschke**,
Berlin; Dr. **H. Sippel**, Berlin

Springer-Verlag Berlin Heidelberg GmbH 1931

ISBN 978-3-662-42818-4   ISBN 978-3-662-43100-9 (eBook)
DOI 10.1007/978-3-662-43100-9

Vorwort.

Es erschien der Deutschen Gesellschaft für Gewerbehygiene zweckmäßig, Erhebungen und Feststellungen über die Frage, welche Beziehungen zwischen der beruflichen und sportlichen Betätigung bestehen, zu veranlassen, und es mußte als gewerbehygienisch bedeutsames Problem betrachtet werden, zu klären zu versuchen, wie die Ausübung des Sportes in günstiger und fördernder Weise auf die Berufstätigkeit Einfluß nehmen kann. Um über diese Frage Gelegenheit zu einer allgemeinen Aussprache zu geben, hatte der Vorstand der Deutschen Gesellschaft für Gewerbehygiene auf ihrer Jahreshauptversammlung 1928 das Thema „Arbeit und Sport" als zweites Hauptverhandlungsthema gewählt, wobei für die Einleitung der Diskussion die Herren Ministerialrat Dr. Mallwitz vom Preußischen Ministerium für Volkswohlfahrt und Prof. Dr. Klinge von der Pädagogischen Akademie in Hannover einführende Referate vom sportärztlichen und sportpädagogischen Standpunkt übernommen hatten.

Das Ergebnis dieser Verhandlungen wurde sodann von dem beim Vorstand der Gesellschaft bestehenden Ausschuß für gesundheitsgemäße Arbeitsgestaltung zur weiteren Bearbeitung übernommen, der die notwendig erscheinenden Feststellungen alsdann einer unter Vorsitz des Herrn Ministerialrat Dr. med. Mallwitz vom Preußischen Ministerium für Volkswohlfahrt eingesetzten Kommission übertrug. Als Mitglieder der Kommission waren folgende Herren tätig: Gewerbemedizinalrat Dr. Gerbis, Berlin; Privatdozent Dr. Herxheimer, Berlin; Prof. Dr. Klinge, Hannover; von der Linde, Berlin, Vereinigung der Deutschen Arbeitgeberverbände; W. Maschke, Berlin, Allgemeiner Deutscher Gewerkschaftsbund; Dr. Meyer-Brodnitz, Berlin, Allgemeiner Deutscher Gewerkschaftsbund; Stadtmedizinalrat Dr. Schnell, Halle a. S.; Dr. H. Sippel, Berlin, Leiter des Psychologischen Laboratoriums an der Hochschule für Leibesübungen und Oberregierungs- und -gewerberat Wenzel, Berlin.

In der vorliegenden Schrift ist das vorläufige Ergebnis der Arbeit dieser Kommission zusammengestellt und dadurch einer breiteren Öffentlichkeit Gelegenheit zur Information und zur Teilnahme an der weiteren Erörterung dieser Fragen gegeben. In dieser Schrift sind die Fragen der Beziehungen zwischen Arbeit und Sport vom gewerbehygienischen, ärztlichen, pädagogischen, psychologischen Standpunkt und vom Standpunkt der Arbeitgeber und Arbeitnehmer betrachtet, und es kommen dadurch alle Gesichtspunkte zur Geltung, die zur Klärung dieses bedeutsamen Problems beitragen können.

Berlin, Frankfurt a. M., im März 1931.

Deutsche Gesellschaft für Gewerbehygiene.

Der Vorsitzende des Ausschusses für gesundheitsgemäße Arbeitsgestaltung:

Dr. Schopohl,
Ministerialdirektor.

Die Geschäftsführung:
Dr. Eger.

Inhaltsverzeichnis.

Leibesübungen und Gewerbehygiene.

Von Gewerbemedizinalrat Dr. Hermann Gerbis, Berlin.

Aufgabe der Gewerbehygiene ist der Schutz des arbeitenden Menschen gegen die Schädlichkeiten und Nachteile der Berufsarbeit. Die Durchführung der gewerbehygienischen Maßnahmen muß vom Staate gefordert und überwacht werden, denn der Staat hat die sittliche Pflicht, jeden seiner Bürger nach Möglichkeit vor gesundheitlichen Schäden zu schützen; ebenso ist es für ihn ein Gebot der Selbsterhaltung, die Arbeitskraft jedes einzelnen zu bewahren und den arbeitenden Menschen die Möglichkeit zur freien körperlichen, geistigen und seelischen Entfaltung zu geben. Die erdrückenden Lasten, die dem deutschen Volke durch den unglücklichen Ausgang des Krieges aufgezwungen wurden, machen es zu einem gerade für Deutschland unabweisbaren Gebote, die Arbeitskraft pfleglich zu behandeln, werden doch vom deutschen Arbeiter Höchstleistungen gefordert, die nur zu bewältigen sind, wenn Körper und Geist gesund bleiben.

Aufgabe der Gewerbehygiene ist es, an der Arbeitsstätte jene Bedingungen zu schaffen, die den Arbeiter vor äußeren Schädlichkeiten jeder Art schützen. Wir werden in erster Reihe die unschädliche Beseitigung von Staub, Rauch, Gasen, Dämpfen, gewerblichen Giften anstreben müssen, wir werden darauf bedacht sein, das Arbeitsklima möglichst günstig zu gestalten, werden durch entsprechende Bauweise und gute innere Einrichtungen für hinreichende Frischluft, angemessene Grade der Wärme und Luftfeuchtigkeit, zweckmäßige und gute Beleuchtung der Räume im ganzen und der Arbeitsplätze im einzelnen sorgen müssen. Die Maschinen müssen unfallsicher gebaut sein, ihre Aufstellung muß übersichtlich und mit angemessenen Abständen geschehen, die Verkehrswege sind frei zu halten. Für Feuerschutz und für Rettung aus Gefahr muß geschulte und ständig geübte Hilfe zur Verfügung stehen, eine durchdachte Organisation des Rettungsdienstes und der ersten Hilfe soll nicht nur auftretende Schadenfälle eindämmen, sondern auch den Ausbruch einer Panik verhüten. Noch haben wir weite Wege zurückzulegen zur Erreichung des Zieles, und die Verarmung der deutschen Wirtschaft seit dem Kriegsende zwingt die Gewerbeaufsichtsbeamten zu schrittweisem Vorgehen unter Berücksichtigung der wirtschaftlichen Leistungsfähigkeit.

Der arbeitende Mensch unterliegt der Ermüdung, unterliegt der Gefahr der körperlichen und seelischen Erschöpfung. Die medizinische Forschung hat die Gesetze der Ermüdung, Erschöpfung und Erholung zu entschleiern versucht und auf diesem Gebiete wertvolle Erkenntnisse gewonnen. Nun ist es Aufgabe der Gewerbehygiene, diese Erkenntnisse nutzbar zu machen, die Mittel zur Ermüdungsbekämpfung anzuwenden. Mit der körperlichen Ermüdung sinkt die geistige Spannkraft, nimmt die Sicherheit der Bewegungen, die Promptheit der Reaktionen ab, wächst die Unfallsgefahr, mindert sich natürlich auch die Leistungsfähigkeit. Wollen wir den deutschen Arbeiter zu langdauernder Höchstleistung befähigen, dann ist Kräfteökonomie vonnöten. Wir müssen unnötige, unfruchtbare Ermüdung verhüten durch Darbietung geeigneter Sitzgelegenheiten und zweckvoller Arbeitsplätze, um besonders die anstrengende Haltearbeit (statische Arbeit) einzuschränken; wir müssen angemessene Ruhezeiten in die Arbeitszeiten einschieben und den Arbeitern in dieser Zeit die Möglichkeit geben, sich körperlich und geistig zu erholen und zu entspannen. Die Arbeitswissenschaft erforscht die Einzelvorgänge bei jeder Arbeit und ermittelt deren Elemente, sie vermag die Wege zu weisen, um die einzelnen Arbeitsverrichtungen leichter, bequemer und ergiebiger zu gestalten. Geeignetere Arbeitsgeräte werden erfunden, komplizierte Arbeitsvorgänge werden unterteilt und in Einzelverrichtungen zerlegt, schwere körperliche Leistungen werden durch Maschinen, Trag- und Transportvorrichtungen übernommen, die Arbeit wird rationalisiert.

Mit der Rationalisierung der Arbeit erwachsen neue Nachteile, denn die Arbeitsverrichtungen werden eintöniger, die Haltung des Körpers bleibt wenig verändert durch den ganzen Arbeitstag bestehen, es werden nur noch bestimmte Muskelgruppen vorwiegend in Anspruch genommen, das Arbeitstempo wird gesteigert und der Willkür des einzelnen entzogen, von der Maschine, von dem Transportbande diktiert. Bei dieser einseitigen Arbeitshaltung und einseitigen Muskelbeanspruchung häufen sich in den vorzugsweise betätigten Muskeln die Ermüdungsstoffe an, der Gesamtkreislauf aber wird verringert, die Atmung ist wenig ergiebig, die Sauerstoffversorgung des Körpers liegt darnieder. Mit den Muskeln werden die entsprechenden Nervenelemente rascher Ermüdung zugetrieben, benachbarte Muskelgruppen werden herangezogen, deren Tätigkeit die örtliche Ermüdung steigert, die Bewegungen zugleich weniger zweckvoll und doch anstrengender macht. So läßt in der zweiten Hälfte des Arbeitstages die Leistungsfähigkeit nach, aber zugleich werden Muskeln und besonders Nerven stärker beansprucht, wird ein vertieftes Ermüdungsgefühl hervorgerufen. Die einseitige Beanspruchung führt zur Abspannung, zur Unlust, auf die Dauer zur Nervosität.

Wir müssen dieser Betrachtung den Hinweis anfügen, daß heute sehr viele Arbeiter in weiten Anmarschwegen Zeit und Kraft nutzlos verbrauchen, daß die Beförderung in überfüllten Bahnen oder Fußmärsche bei schlechtem Wetter keineswegs Erholung gewähren, daß die Ernährung der Arbeiter während der Arbeitszeit oft unzureichend und unzweckmäßig gewählt wird, und daß es trotz erfreulicher Fortschritte noch verhältnismäßig wenigen Arbeitern möglich ist, innerhalb der Fabrik eine wohlfeile und schmackhafte warme Mahlzeit zu erhalten, daß es auch meist noch an ausreichenden und freundlich ausgestatteten Ruheräumen fehlt. Die eingeschobenen Arbeitspausen werden fast immer gerade von den Arbeitnehmern recht kurz gewünscht, viel kürzer, als es vom Standpunkte der Gesundheit zulässig erscheint. Nehmen wir hinzu, daß die meisten Arbeiter auch in ihrer Wohnung weder Raum, noch Luft und Licht genug besitzen, um sich zu Hause erholen zu können, dann werden wir die Schwierigkeiten ermessen, die dem eingangs erwähnten Ziele entgegenstehen. Der Gewerbehygiene wird hiermit der Weg gewiesen, die Ermüdung dort zu bekämpfen, wo sie entsteht, also an der Arbeitsstätte selbst.

Wohl haben wir seit mehr als einem Jahrzehnt eine kräftige Entwicklung der Leibesübungen auch in den Arbeiterkreisen beobachten können; sehr viele unserer besten Sportler, die bei internationalen Wettkämpfen die deutschen Farben erfolgreich vertreten, entstammen dem Arbeiterstande, die Zahl der sporttreibenden Arbeiter wächst täglich, ja die Sportbewegung hat zweifellos schon Auswüchse gezeigt, die nicht gebilligt werden können. Mancher Jüngling, der den Sonnabendnachmittag und den Sonntag anstrengender Sportarbeit widmet, kommt Montag früh erschöpfter zur Arbeit, als er sie am Wochenende verließ. Dennoch kommen die auf Sportplätzen verrichtbaren Leibesübungen nur einer beschränkten Zahl der Arbeitnehmer zugute, denn die Teilnahme an Sportübungen ist nur den Beweglichsten und Gesündesten lockend genug, um den Entschluß zur Betätigung reifen zu lassen.

Wir stehen den Jahren gegenüber, in denen ein Arbeitermangel zu erwarten ist, weil die Minderzahl an Geburten in den vier Kriegsjahren sich jetzt in den Zahlen der Schulentlassenen auswirken wird. Da können wir uns es nicht leisten, den 40jährigen Arbeiter als zu alt zu verwerfen. Aber auch abgesehen von der unmittelbar drohenden Gefahr des Arbeitermangels, welch eine Gefahr in volkswirtschaftlicher Hinsicht liegt darin, daß wir heute den Mann, der in der Vollkraft der Jahre stehen sollte, der die Familie ernähren muß, dessen geistige Reife und Erfahrung zu besonderer Wertschätzung berechtigten müßte, vergeblich um Einstellung zu neuer Arbeit werben sehen, wenn ihm der bisherige Arbeitsplatz aus irgendwelchen Gründen verlorenging! Und in der Tat, mancher Arbeiter, der knapp das vierte Lebensjahrzehnt überschritten hat, sieht zermürbt aus, erweckt den Anschein des Fünfzigjährigen, weil seine Kräfte vorzeitig verbraucht sind.

Das der Volksschule entwachsene Kind tritt nur allzuoft mit ungenügend gefestigter Gesundheit in die Arbeit; hier werden Ansprüche gestellt, die den Kräften des Jugendlichen recht oft nicht Rechnung tragen; jetzt ändert sich mit einem Schlage die ganze Lebenshaltung, die Einteilung des Tages, weil an Stelle des 4- bis 5stündigen Schulunterrichtes die 9stündige Fabrikpflicht tritt, weil die warme Mittagsmahlzeit mit nachfolgender Ruhe fortfällt, weil der Junge Handwerkszeug handhaben muß, das nach Größe und Gewicht seinem Körper nicht angemessen ist. — Die nach der Schulentlassung zur Fabrikarbeit eintretenden Mädchen haben zwar selten schwere körperliche Arbeiten zu verrichten, aber sie werden durch die lange Dauer der Arbeit um so mehr belastet, als beim weiblichen Körper die einsetzende Geschlechtsreife tiefgreifende Veränderungen erzeugt, das monatliche Unwohlsein Kraftverluste bringt, die dem Jungen erspart sind. Aus diesen Gründen liegt eine wesentliche und volksgesundheitlich ungemein wichtige Aufgabe der Gewerbehygiene darin, dem jungen Menschen nach dem Arbeitseintritt jene Möglichkeiten zu schaffen, die eine gesunde Entfaltung des Körpers gewähren. Die Beanspruchung im Berufe hat sich den Kräften des Jugendlichen anzupassen und darf nur in jenem Maße gesteigert werden, wie die Kräfte wachsen. Die Lehr- und Entwicklungsjahre sollten unter ärztlicher Beaufsichtigung stehen!

Die Gewerbehygiene darf nicht nur eine abwehrende Wissenschaft sein; sie muß aufbauend wirken! Neben den defensiven Aufgaben, die mit technischen Mitteln lösbar sind, muß sie sich um die lebenden Organismen, um die „Maschine Mensch" kümmern, muß sie die Kenntnisse von den Vorgängen der Arbeitsleistung, des Kräfteverbrauchs, der Ermüdung, Erholung und Kräfteerneuerung zusammentragen und ausbauen helfen, muß die Bedingungen kennenlernen und berücksichtigen, unter denen bei geringstem Kräfteverschleiß das Höchste durch möglichst lange Zeit geleistet werden kann. Wir dürfen es nicht dem Arbeiter überlassen, daß er sich außerhalb der Arbeitszeit bei Spiel und Sport von den Schäden der Fabrikarbeit erholt. Es hat sich gezeigt, daß Leibesübungen, die in die Arbeitszeit eingeschoben werden, besser als volle Ruhe zur Beseitigung der Ermüdung, zur Anregung des Blutumlaufs und Verteilung der Ermüdungsstoffe dienen, verkrampfte Muskeln lassen sich dehnen und gewinnen die Elastizität wieder. Geschieht das regelmäßig, dann verhüten wir die Aufbrauchskrankheiten im gewissen Umfange, denn wir dürfen uns vorstellen, daß die Stoffwechselschlacken vorwiegend durch Oxydation entgiftet und dann ausgeschieden werden; wenn wir also Blutumlauf und Atmung zeitweilig kräftig in Gang bringen, wird die Schlackenausscheidung gefördert. Freilich wird der Zweck der Entmüdung und körperlichen Regenerierung bei Spiel und Sport in freier Luft und im Sonnenlichte besser erreicht als bei kurzen Übungen während der Arbeitszeit und innerhalb geschlossener Räume. Der große Wert der eingeschobenen kurzen Übungen liegt jedoch darin, daß durch rechtzeitige Kreislaufanregung verhütet wird, daß sich in den vorzugsweise betätigten Muskelgruppen übermäßig viele Ermüdungsstoffe ansammeln. Die Verteilung des Blutes auf den ganzen Körper verdünnt gewissermaßen die Ermüdungsstoffe, erleichtert ihre Ausschwemmung. An den Stellen der hauptsächlichsten Ermüdung bleiben die Ermüdungsstoffe nicht mehr konzentriert vorhanden. Die Erholung der vorwiegend beanspruchten Muskel- und Nervengebiete wird wesentlich erleichtert.

Vielfach wird geglaubt, daß eine mit großem Kraftaufwande verbundene Arbeit eine Betätigung in Leibesübungen überflüssig macht. Das ist durchaus falsch. Wir sehen bei allen Berufen mit dauernder schwerer Arbeit, daß gerade die Eigenart der Anstrengungen dem Berufsangehörigen den bestimmten Stempel aufdrückt, seiner Bewegung und Haltung einen bestimmten Typus gibt. Hieraus geht mit aller Deutlichkeit hervor, daß schwere körperliche Arbeit keine harmonische Körperbetätigung bedeutet. Die stark beanspruchten Muskeln geraten in einen Zustand der Verkrampfung mit dauernden Spannungen, die zu Behinderungen des örtlichen Blutumlaufs führen. Hier sind Entspannungsübungen von ungemeinem Werte.

Auch bei der heute überwiegenden monotonen, wenn auch körperlich leichteren Arbeit wird durch die Beanspruchung nur einzelner Muskelgruppen sehr leicht eine Veränderung der Körperhaltung herbeigeführt. Eine Arbeit, die ausschließlich im Sitzen verrichtet wird, ist nicht minder nachteilig als eine solche, die dauerndes Stehen erfordert. In beiden Fällen leidet die Blutzirkulation. Ist die Arbeit im Sitzen eine Feinarbeit, dann pflegt sie vorwiegend kleine Muskeln anzuspannen, und zwar in rascher Frequenz; sie erheischt dabei Aufmerksamkeit und Flinkheit, führt mithin zu muskulärer und nervöser Ermüdung, da die kleinen Muskeln bei rascher Tätigkeit leicht ermüden und sich nur schwer erholen. Hier sollen Körperbewegungen nicht nur die örtliche Ermüdung beseitigen, sondern zugleich auch die Nachteile der einseitigen Haltung und der mangelhaften Atmung beheben. Arbeit im Stehen führt zur Dauerbelastung der Knochen, Bänder und Gelenke der Füße und Beine, ebenso aber auch zur Blutstauung in den Beinvenen. Ausgleichsübungen sollen Plattfuß-, Krampfader- und X-Bein-Bildung verhüten.

Wir erblicken in den Leibesübungen, die in die Arbeitszeit eingeschoben werden, ein gutes Mittel, um Schäden vorzubeugen, um die Leistungsfähigkeit zu heben, die Ermüdung zu beseitigen. Nicht der geringste Faktor unter jenen, die zugunsten der Leibesübungen sprechen, ist aber die seelische Beeinflussung des Übenden. Die Anregung des Blutumlaufs, die Dehnung gespannter Muskeln, die

Vertiefung der Atmung — alle diese Einflüsse beseitigen auch das Müdigkeitsgefühl, beseitigen die nervöse Spannung, stellen die Frische wieder her und machen fröhlich.

Durchführbar sind solche Übungen überall, wo ein guter Wille den Weg bahnt, wo ein Beispiel gegeben wird. Nirgendwo wäre ein Zwang weniger am Platze als hier. Nur das Beispiel kann werbend wirken. Einige sportlich geschulte Leute machen den Anfang, leiten die Neuhinzukommenden an, dann werden andere folgen. Die Steigerung der Leistungsfähigkeit als Folge solcher kurzen Übungen wird auch dem Arbeitgeber zugute kommen.

Man kennt Übungen, die als fröhlichmachende Übungen sich besonderer Beliebtheit erfreuen. Und gerade jener Vorteil hat so rasch den Sport wachsen lassen, daß die Leibesübungen dem Spiel- und Bewegungstriebe des Menschen genügen, denn die Befriedigung dieser Triebe ist eine Quelle der Freude und Entspannung, ist mithin auch eine seelische Förderung. Die blitzenden Augen der im fröhlichen Spiele sich Tummelnden zeigen es; glanzlos und stumpf ist der Blick des Menschen, der übermüdet von der Werktagsarbeit heimkehrt. Der Energieaufwand kann bei der sportlichen Betätigung sogar weit höher gewesen sein als bei der Werksarbeit, dennoch bewirkt der angenehme seelische Eindruck der freien Spielbetätigung, daß — wenn Überanstrengung vermieden wird — der Einfluß auf Körper und Geist nachhaltig wohltuend empfunden wird.

Ganz anders als bei der Berufsarbeit gehört der Mensch bei Spiel und Sport sich selbst. Die hier geleistete Arbeit wird zum unmittelbaren Vorteile, trägt ihren Lohn in sich.

Sehr wesentlich im Sinne der Gesundheitsförderung ist die Anregung der Hauttätigkeit bei der Spiel- und Sportbetätigung, denn die Haut ist ein gewaltig großes und überaus wirksames Entgiftungsorgan. Die gut funktionierende, gut gepflegte Haut übernimmt nicht nur Ausscheidungsarbeiten, die sonst von Lungen und Nieren geleistet werden müssen, entlastet somit diese inneren Organe, sondern in der Haut werden hervorragend jene Abwehrstoffe gebildet, die den Körper gegen die Angriffe der Krankheitserreger, der Bakterien, schützen. In der Haut werden die Immunkörper gebildet. Die Haut ist auch das einzige Organ des menschlichen Körpers, das unmittelbar Sonnenenergie aufzunehmen und nutzbar zu machen vermag, das ultraviolette Strahlen assimiliert und Vitamine bildet. Da mit einer geordneten Sportausübung auch Brausebäder und andere Mittel der Hautpflege verbunden sein müssen und verbunden zu sein pflegen, so ist gerade im Hinblick auf die Hautfunktionen hierin eine hervorragende Gesundheitspflege und Gesundheitsförderung gewährleistet, eine Erhöhung der Widerstandskraft nicht nur gegen die Schäden der täglichen Arbeit, sondern darüber hinaus gegen die Gefahren und Schädigungen des gewöhnlichen Lebens.

Auch auf dem Gebiete der Sportausübung in den Kreisen der Arbeitnehmer werden wir nur schrittweise zu Erfolgen kommen, werden aber unentwegt dem Ziele zustreben müssen, denn wir wollen nicht, daß nur wenigen die Vorteile zuteil werden, die Spiel und Sport zu gewähren vermögen, wir wollen vielmehr, daß gerade unserer Abeiterschaft, die von den Lasten unserer Notzeit am unmittelbarsten bedroht ist, sich ausnahmslos der Pflege der Leibesübungen hingibt, um trotz der Schwere des heutigen Lebens froh und frei in Gesundheit sich entfalten zu können. Vorzeitigem Aufbrauche zu entgehen, gibt es kein wirksameres Mittel als Spiel und Sport.

Arbeit und Sport.

Von Ministerialrat Dr. A. Mallwitz, Berlin.

Das Thema berührt eine ganze Reihe von Grenzgebieten aus der Volkswirtschaftslehre und der Medizin. Bei der Bedeutung der Kräfteökonomie im täglichen Leben und wegen des Nutzwertes der Arbeit für den Einzelnen und das Volk will ich der sozialpolitischen Seite zuungunsten der rein sportlichen den Vorrang geben.

Es bedarf keiner weiteren Erläuterung, daß ein Volk, das so schwere Jahre und Jahrzehnte hinter sich hat wie das deutsche, mit der Arbeitskraft eines jeden einzelnen Berufstätigen und der großen Masse der Arbeiter außerordentlich vorsichtig umzugehen hat. Staat und Privatwirtschaft haben aus vielerlei Gründen das allergrößte Interesse daran, die Volksgesundheit ständig zu heben, d. h. unter anderem auch, die Arbeitskraft des Einzelnen zu erhalten. In einem Lande, das sich in wenigen Jahrzehnten von einem ackerbautreibenden zu einem Industrievolke entwickelt hat, harren noch viele Probleme sozialpolitischer Art ihrer Lösung.

Zunächst muß ich auf die einschlägigen Verhältnisse im Wirtschaftsleben eingehen. Kein geringerer als C. F. v. Siemens hat auf der Weltwirtschaftskonferenz im Jahre 1927 in Genf gesagt, daß die Wirtschaft nicht Selbstzweck, sondern Grundlage für Staat und Gesellschaft sei. Daher müsse es Ziel jeder Staatspolitik sein, das Lebensniveau der Arbeiterschaft und des Volkes, schließlich des einzelnen Staatsbürgers, nach Möglichkeit zu verbessern. — Das ist eine Feststellung, die in dem Zusammenhange mit dem Thema „Arbeit und Sport" außerordentlich wertvoll ist. Siemens sprach weiter davon — was unter sportlichen Gesichtspunkten interessant ist —, daß niemals in der Welt platte Durchschnittsleistungen epochemachende Erfolge in der Wissenschaft, Technik und Industrie oder sonst auf irgendeinem Gebiete der Wirtschaft und der Arbeit überhaupt erzielt hätten. — Sie wissen, wie relativ der Wert des Rekords ist, von rein geistig oder künstlerisch Eingestellten lebhaft bestritten. Die Führer im Turn- und Sportleben sind jedoch stolz darauf, daß der Einzelne seine Kraft auf Grund ständig verbesserter Vorschriften durch planmäßiges Training, durch Sorgfalt in der Lebensführung und durch eine gesteigerte Technik und verfeinerte Taktik bis zu gewissen Höchstleistungen zu bringen vermag, ohne gesundheitlichen Schaden dabei zu erleiden. Da sich aber die zielsichere Entwicklung von Fähigkeiten — jenseits des Sports — an Leistungen in Beruf und zugunsten des öffentlichen Wohles zu zeigen pflegt, ist uns die Feststellung von Siemens wichtig: im Grunde genommen bestätigt sie die Richtigkeit des sportlichen Prinzips an sich.

Siemens forderte weiter, daß die Wirtschaftslehre aus dem philosophischen Stadium endlich in das einer exakten Wissenschaft gelangen möge. Ich bin nicht Wirtschaftspolitiker genug, um beurteilen zu können, wie weit diese Forderung nicht schon erfüllt ist; aber ich schließe als Sozialhygieniker die Hoffnung daran, daß Technik und Industrie sowohl als auch Handel und Gewerbe endlich begreifen mögen, wie außerordentlich einfache und billige Hilfskräfte dem Wirtschaftsleben bei richtiger Einsetzung körperlichen Trainings in die tägliche Lebenshaltung der männlichen und weiblichen Angestellten erwachsen — Licht und Sonne, Luft, Wind und Wasser eingeschlossen.

Ich will hier nicht auf weitere Fragen der Sozialpolitik und Sozialhygiene eingehen, auch nicht auf Sozialpsychologie und -physiologie, sondern beschränke mich auf einige praktisch wichtige Gesichtspunkte: Wie in den Betrieben der Gewerbearzt und technische Aufsichtsbeamte nebeneinanderstehen, so ist es auch auf dem Gebiete des Sportes: Überall, wo Leibesübungen getrieben werden, hat neben dem Fachlehrer der Facharzt zu stehen. Diese Erkenntnis setzt sich bei allen Verwaltungsstellen und in den privaten Organisationen allmählich durch. Es wird auf dem Gebiete der Gewerbehygiene auch so sein, daß es sich bei der Abgrenzung der Kompetenzen beider um vorübergehende Schwierigkeiten handelt, Entwicklungshemmungen, die als „Kinderkrankheiten" anzusehen sind; sie lassen sich aus der Tatsache sehr natürlich und einfach erklären, daß der Gewerbehygieniker erst seit wenigen Jahren in den ganzen Apparat aktiv eingegriffen hat. Außer Zweifel steht es aber, daß er auf Grund seiner ärztlichen Kenntnisse Industrie und Handel schon jetzt wertvolle Dienste geleistet hat. Bei der Bedeutung des Faches für die Volksgesundheit gibt es noch viel zu wenig Gewerbehygieniker. Auch im freien Wirtschaftsleben sollte der Hygieniker weit mehr zu Rate gezogen werden als es augenblicklich geschieht. Wie notwendig es ist, alle Hilfsmittel — also auch den Sport — heranzuziehen, geht auf folgendem hervor.

Auf den Wirtschaftskongressen der letzten Jahre ist immer wieder betont worden, daß trotz aller Milderungen, die dem Auslande gegenüber endlich erreicht worden sind, die Wirtschaftslage Deutschlands heute nach wie vor katastrophal schlecht ist. Im Wettbewerb der Völker hat Deutschland Qualitätsarbeit zu leisten — nicht nur in der Produktion, sondern auch in der Rücksichtnahme auf die menschliche Arbeitskraft; sonst werden die ökonomischen Kräfte des Arbeiters nicht so verteilt werden, wie es im Interesse der Leistung und des Arbeiters selbst notwendig ist.

Auf einem früheren Kongresse des Verbandes der deutschen Industrie hat Direktor Hans Kraemer den Ausspruch getan: „Tausende von Fabrikanten haben noch nicht erkannt, daß der moderne industrielle Existenzkampf nicht allein mit der Kalkulationstabelle, sondern mit den Hilfsmitteln geführt werden muß, die die Wissenschaft und die Forschung schon jetzt auf allen Gebieten liefern". Dieser Ansicht kann man nur zustimmen. Wir müssen also die Bedingungen sehr genau studieren, unter denen wir in der Lage sind, das Lebensniveau zu heben, gleichzeitig aber auch das Mehr an Arbeit zu leisten, das aus dem Youngplan und andern Faktoren entspringt. Sache der einzelnen Spezialisten auf den in Frage kommenden Fachgebieten ist es, dabei einzugehen auf die Aufgaben der Physiologie in der Arbeitswissenschaft, der Psychologie (Leistungs- und Eignungsprüfungen), auf die experimentellen Ergebnisse der Arbeitsphysik, der Rationalisierung der Arbeit selbst, auf die Ermittlung der günstigsten Arbeitsbedingungen für jedes einzelne Arbeitselement, jede einzelne Maschine usw. In dem Standard-Werk „Körper und Arbeit", das Prof. Atzler unter Mitarbeit einer großen Anzahl namhafter Fachleute auf diesem Gebiete herausgegeben hat, sind neben den genannten Themen auch die „Berufsschäden" weitgehend und tiefgründig behandelt worden.

Für unsere Erörterung ist einzig die praktische Feststellung der Arbeitsphysiologen als wichtig herauszuheben, daß man Taylors Maximalleistungen zugunsten der Optimalleistungen ablehnen muß. Dabei muß nochmals ausdrücklich darauf hingewiesen werden, daß der Nutzeffekt nicht nur unter dem Gesichtspunkte des Kalküls und der Produktion, sondern vorwiegend auch unter dem Gesichtspunkt der Einwirkung auf seinen Organismus zu bewerten ist.

Es empfiehlt sich, hierzu einige Tatsachen aus der Gesundheitsstatistik kurz zu erwähnen: Freudenberg hat in Band VI des A. Gottstein, A. Schloßmann, L. Teleky'schen Handbuches der Sozialhygiene (S. 582) festgestellt, daß durch sanitäre Maßnahmen schon in den Jahren 1870—1910 (also in einer Zeit des größten wirtschaftlichen Aufschwunges Deutschlands) Ersparnisse gemacht worden sind. Die Volksgesundheit hat damals in einem Zeitraum von nicht weniger als 40 Jahren eine ununterbrochene Aufwärtsentwicklung gezeigt! Nach Pettenkofer sind auch beispielsweise in München in den Jahren 1877—1892 durch die infolge des gesundheitlichen Aufstieges erzielte Verminderung der Kosten für die Krankenbehandlung jährlich 2,5 Millionen Mark, d. h. 7,8 RM auf den Kopf der Bevölkerung gespart worden. Nicht in Betracht gezogen sind bei diesen Berechnungen die durch Abkürzung der Krankheitsdauer mehr geleistete Arbeit und der Arbeitsgewinn durch Verlängerung der Lebensdauer, worauf Abel in seinem

Handbuch der praktischen Hygiene (1913) nachdrücklich hingewiesen hat. — Weiter hat die Medizinalstatistik festgestellt: Die
Lebenserwartung der Lebendgeborenen stieg in den Jahren 1871—1910
bei den Männern von 35,58 auf 44,82 Jahre und bei den Frauen von
38,45 auf 48,33 Jahre. Die Zahlen aus der Nachkriegszeit können
zum Vergleich selbstverständlich nicht herangezogen werden, da
jetzt ganz anormale Verhältnisse vorliegen. — Schließlich ist aus
der Medizinalstatistik der Vorkriegsjahre noch festzustellen, daß
sich die Sterblichkeit in Deutschland bei vielen und gerade den
wichtigsten Volkskrankheiten in stetem steilen Rückgange befand,
und zwar in einer Stärke, wie sie in der Gesundheitsstatistik der
letzten Jahrhunderte — nach A. Gottstein — nicht ihresgleichen
hatte. Dabei ist beachtenswert, daß bei einzelnen Krankheiten, wie
z. B. bei der Lungentuberkulose, der größte Rückgang der Sterblichkeit zuerst und am stärksten das Lebensalter der Berufstätigen
betraf.

Dies gewinnt besondere Bedeutung, wenn wir das Gebiet der
Sozialversicherung mit in die Betrachtung einbeziehen. Deutschland
hat in den letzten Jahren je 4—5 Milliarden Mark Ausgaben für
Versicherungen aller Art aufgewandt. Man könnte daraus den
Schluß ziehen, daß die oben angeführten Erfolge ausschließlich oder
vorwiegend auf die Sozialversicherung zurückzuführen seien; dagegen
stellt Gottstein fest, daß auch in anderen Ländern, die sehr viel
weniger oder gar nichts auf dem Gebiete der Sozialversicherung getan haben, die Tuberkulose in starkem Rückgange begriffen ist.
Und was nützt letzten Endes eine gut organisierte Fürsorge für
körperlich, geistig, seelisch und wirtschaftlich Minderwertige, wenn
nicht vor Eintritt des hilfsbedürftigen Zustandes der Betroffenen,
dessen Beseitigung in sozialer Hinsicht selbstverständlich erforder-
lich ist, erhöhte Anstrengungen gemacht werden zur Vermeidung
der Ursachen! Wenn wir heute der Tuberkulose und anderen Infektionskrankheiten gegenüber so günstig dastehen, so ist das in
erster Linie zurückzuführen auf die Ergebnisse der experimentellen
Forschung sowie der Therapie und die Fortschritte in der Sozialhygiene, schließlich auf einen qualitativ sehr verbesserten Modus
in der Prophylaxe (hygienische Volksbelehrung!); Fürsorge und freie
Wohlfahrtspflege haben hier entscheidende Erfolge herbeigeführt.

Auf mehreren, im Grunde recht verschiedenen Wegen, hat man
für unsere Beweisführung wertvolle Tatsachen gewonnen, auf die etwas näher eingegangen werden muß:

1. Die Militär-Sanitäts-Statistiker — unter ihnen Martineck, Nikolai, v. Schjernung, v. Schumburg, Schwiening
und v. Vogl — haben an Hand von Zahlen nachgewiesen, daß die
Körperbeschaffenheit Heranwachsender um so ungünstiger wird, je
länger Schulbesuch und Hochschulstudium dauern — vorausgesetzt,
daß dieser Nachteil nicht durch Körpertraining ausgeglichen wird.

Wichtiger für unser Thema ist eine erst in den letzten Kriegsjahren gewonnene Erkenntnis, daß nämlich die von der höheren Schule und den Hochschulen kommenden Freiwilligen und Kriegsdienstpflichtigen im Vergleich zu der bereits recht bemerkenswerten Unterernährung des Volkes einen verhältnismäßig guten Körperbau mitbrachten. Martineck, der jetzt im Reichsarbeitsministerium an leitender Stelle steht, erklärt dies (abgesehen von der wirtschaftlich größeren Stärke) in erster Linie durch die planmäßige Pflege von Leibesübungen, der damals die 16—17jährigen Jungen unterworfen waren.

2. Die Medizinal- und Gesundheitsstatistik hat ähnliche Feststellungen — wenn auch unter ganz anderen Voraussetzungen — neuerdings gemacht. So ist in der Denkschrift „Über die Gesundheitsverhältnisse des deutschen Volkes im Jahre 1925", die der Herr Reichsminister des Innern dem Reichstage vorgelegt hat, am Schluß auf die Bedeutung der Körperpflege und des planmäßigen Turn- und Sportbetriebes unter Ausnutzung der allereinfachsten physikalischen und chemischen Umweltfaktoren hingewiesen worden. Ähnliche Feststellungen finden sich auch in den Gesundheitsberichten der deutschen Länder und der Kommunalverwaltungen.

3. Von sozialhygienischer Warte aus gesehen verdienen neben den Bestrebungen der Turn-, Sport- und Wander- und Jugend-Verbände aber die im folgenden zu schildernden Verhältnisse eine besondere Beachtung. Es hat sich herausgestellt — und zwar u. a. auf Grund ganz angestrengter Mitarbeit der Jugend selbst —, daß die berufstätige Frau und die Lehrlinge sorgfältigst geschützt werden müssen. Wenn bei den Letztgenannten Gewicht, Körpergröße und Brustumfang erheblich geringer als normal sind, so beeinträchtigen diese Unterwertigkeiten in ihrer Gesamtheit auch die Lebensaussichten der Lehrlinge sehr stark. Daher sind diese Bestrebungen, denen sich die öffentlichen Verwaltungen fördernd zur Seite stellen, sehr verdienstvoll. Ihr Ergebnis, zusammengestellt in einer umfangreichen Tabelle über Arbeitsschutzbestimmungen von Regierungsrätin Margarethe Trapp, enthält u. a. folgende Angaben für die verschiedensten Betriebe: Zulässige Dauer der täglichen Arbeitszeit, Verbot der Nachtarbeit, Sonnabend-Frühschluß, ununterbrochene Mindestruhezeiten und Mindestpausen, Vorschriften über Schwangeren- und Wöchnerinnenschutz, Bedingungen, unter denen Beschäftigung verboten oder beschränkt ist. Aus den genannten Beispielen ist zu ersehen, wie sorgfältig man heute allen diesen für das Lebensmilieu des Arbeiters wichtigen Fragen nachgeht. Mit dem Thema sind sie insofern verhältnismäßig eng verbunden als die Pflege der Leibesübungen innerhalb und außerhalb der Arbeitszeit zu den Hauptforderungen der Neuzeit gehört.

Vorbereitet wurden diese Bestrebungen durch die Arbeiten zahlreicher Sozialhygieniker, die (wie Kaup) auf dem Gebiete der Jugendpflege und in bezug auf die Einwirkung von Berufsarbeit auf den Gesundheitszustand der Lehrlinge Untersuchungen schon vor Jahrzehnten gemacht hatten; verwiesen sei besonders auf Kaups Schrift „Jugendpflege", die in den Veröffentlichungen der Preußischen Medizinalverwaltung im Jahre 1914 erschien. Auch aus seinen neusten Arbeiten (München 1930) ergibt sich die Forderung, daß Arbeitgeber und Arbeitnehmer in Wahrung der gemeinsamen Interessen zusammenstehen und nicht gegeneinander gehen dürfen.

Wenn wir nun nach den exakten Feststellungen der Arbeitsphysiologen sogar in der Lage sind, die Rationalisierung der Arbeit und der mechanischen Bewegung an jeder Maschine so durchzuführen, daß immer größere Ersparnisse von Körperkraft bei der Bedienung von Maschinen erfolgen können, so werden wir sehr viel leichter alles, was zu den äußeren Lebensbedingungen und zur zeitlichen Einteilung der Arbeit, zum rhythmischen Gleichklang der Begriffe „Arbeit — Erholung — Schlaf" gehört, erkennen lernen. Der Sportarzt sieht die bei jeder Trainingsüberwachung notwendige Unterbrechung der körperlichen Leistung durch Erholung und Schlaf als eine selbstverständliche Voraussetzung für den Erfolg an. Gerade beim Hochtrainierten, der in gewisser Beziehung dem Qualitätsarbeiter gleichkommt, ist der rhythmische Ablauf der körperlichen Funktionen von ausschlaggebender Bedeutung für seine Leistungen. Darüber hinaus wird es u. a. die Aufgabe der Gewerbehygiene sein, der Gesundheitspflege des einzelnen Arbeiters ihr besonderes Augenmerk zu widmen.

Was tun Reich, Länder, Provinzen und Kommunen nun heute auf dem wichtigen Gebiete des planmäßigen Körpertrainings durch Turnen, Spiel und Sport? Um zu zeigen, wie wenig im Vergleich zu der finanzpolitischen und volkswirtschaftlichen Bedeutung der Leibesübungen von Staats wegen und auch von seiten der Selbstverwaltungskörper zur Besserung geschieht, folgen einige Zahlenangaben: Bis zum Jahre 1921 haben der Reichsregierung Etatsmittel für diesen Zweck überhaupt nicht zur Verfügung gestanden; im Jahre 1928 betrug der Sportfonds beim Reichsministerium des Innern 1,5 Mill. Mark; er wurde für 1931/32 auf 850 000 Mark festgesetzt. Aus diesen Mitteln werden Einrichtungen, die sich über das ganze Reich erstrecken und reichsvorbildliche Bedeutung haben, gefördert. Die anderen Reichsressorts, z. B. Reichsarbeitsministerium, Reichsverkehrsministerium, Reichsfinanzministerium, Auswärtiges Amt, Reichswehrministerium wirken im Rahmen ihrer Zuständigkeit mit. Auch die Herren Reichspräsidenten Ebert und v. Hindenburg haben gelegentlich der Förderung der Leibesübungen aus Überzeugung gedient. In den Ländern, denen verfassungsrechtlich die Verwaltung des Turn- und Sportwesens zusteht, werden die Leibesübungen — wenn man nach den in ihren Haushaltplänen vorgesehenen Mitteln urteilt — noch recht kümmerlich bedacht. In Preußen hatte man schon vor dem Kriege den „Jugendpflegefonds", aus dem ein Teil den Körperübungen zugute kommt, in Höhe von 3 Millionen. In den letzten Jahren war dazugekommen: ein Darlehnsfonds in Höhe von 0,9 Millionen, 1931 fortfallend, und ein Fonds für Sport- und Sportarztwesen von 1 Million Mark, 1931 auf 500 000 Mark reduziert. Den andern deutschen Ländern stehen ihrer geringen Größe entsprechend natürlich weit weniger Mittel für den genannten Zweck zur Verfügung. Im Vergleich zu der volkswirtschaftlichen Bedeutung des Arbeitsgebietes haben Reichs- und Staatsregierungen bisher außerordentlich geringe Beträge in ihre Etats eingesetzt — so gering, daß sich mit ihnen recht wenig anfangen läßt. — Die Provinzialverwaltungen nehmen sich erfreulicherweise der Materie seit einigen Jahren ebenfalls an und zwar durch Einberufung von Konferenzen der Jugendpflege- und Sportdezernenten und Bereitstellung von Mitteln. — Verhältnismäßig günstig kann schließlich über das ständig zunehmende Maß von ideeller und namentlich materieller Förderung durch die Kommunen berichtet werden, obwohl diese reichsgesetzlich nicht dazu verpflichtet sind. Dies muß ausdrücklich erwähnt werden, denn die Kommunen haben auf Grund erkenntnistheoretischer Erwägungen und praktischer Erfahrung freiwillig ihre Konsequenzen gezogen. Und das ist finanzpolitisch klug! Vorbeugen ist besser als heilen — das wußten schon die Ärzte vor Tausenden von Jahren; das ist einer der Hauptgesichtspunkte, den wir unserer planmäßigen Übung des Körpers durch Turnen, Spiel, Sport und Wandern im Freien zugrunde legen.

Bedauerlicherweise ist festzustellen, daß 10 Jahre nach Beendigung des Weltkrieges die finanzpolitisch ausschlaggebenden Stellen doch immer erst zu einem geringen Teile die volkswirtschaftliche Tragweite der Ausgaben für alle Einrichtungen und Zwecke des Turn-, Sport- und Wanderwesens erkannt haben. Es wird nötig sein, stark umzulernen und sehr viel mehr zu leisten als es bisher geschehen ist. Ausgaben für die Erhaltung und den Wiederaufbau der Volkskraft gehören zu den produktivsten, die man sich denken kann, denen weder die für Straßen- oder Kanalbauten, noch die für Vieh- und Pferdezucht oder Landwirtschaft und Handel gleichzusetzen sind! Wir geben heute in Deutschland für Alkohol etwa 4 Milliarden, für Tabakgenuß 3 Milliarden aus — rund 5 Milliarden werden jetzt für Sozialversicherungen aller Art gebraucht. (Vor dem Kriege wurde für Heer und Marine nur annähernd eine Milliarde ausgegeben.) — Bei diesem Sachverhalt müssen wir mit allem Nachdruck verlangen, daß — ebenso wie für die körperlich, geistig oder wirtschaftlich Schwachen gesorgt wird — in Deutschland in ausreichenderem Maße als bisher auch für die körperlich noch Gesunden, namentlich für die noch gesunde Jugend gesorgt wird. Für Kranken-, Siechen-, Alters-, Invaliden-, Alkoholikerheime, Gefängnisse und Anstalten zur Betreuung körperlich und geistig Minderwertiger werden alljährlich von Staat und Kommunen ungeheure Summen ausgegeben — da ist es immerhin ein Lichtblick, wenn verschiedene Kommunen — und zwar nicht nur die großen Städte, sondern erstaunlicherweise gerade die kleineren Kommunen und die Landgemeinden — trotz aller Schwierigkeiten ihrer finanziellen Lage, teilweise namhafte Ausgaben dazu verwenden, ihren öffentlichen Einrichtungen aller Art Spielplätze, Turnhallen, Freiluft- und Schwimmbäder, Sandspielplätze und Planschbecken anzugliedern. Wir müssen gerade diese Bestrebungen ganz energisch fördern, damit alle diejenigen, die derartige öffentliche Institute besuchen, auf die fabelhaft wirksamen Faktoren der Körperbewegung in Licht, Luft, Wind, Sonne und Wasser hingewiesen werden.

Ein ganz besonders ausschlaggebendes Moment bei der Beurteilung dieser Dinge ist die Tatsache, daß es sich nicht nur um physische Verbesserungen handelt, sondern daß mit dem Körper auch psychische und geistige Anlagen und Fähigkeiten durch den Sport gepflegt werden. Wenn wir Jugendführer sind und heute mit der Jugend wandern, sie zu Training, Leistungsprüfung und Wettkampf führen, so wissen wir genau, daß ein Junge, in dem noch einigermaßen Willenskraft, in dem noch etwas Rückgrat und Selbstbewußtsein steckt, es einfach ablehnt, Almosen in Empfang zu nehmen, sofern es sich nicht um Fälle wirtschaftlicher Notlage handelt — Jungen, die an Körpertraining gewöhnt sind, ruhen nicht eher, als bis sie eine entsprechend anständige Durchschnittsleistung nicht nur im Sport, sondern auch im Beruf erzielt haben und sich durchsetzen.

Außerdem ist zu bedenken, daß die Fähigkeit, zu kombinieren und zu assoziieren, infolge des sportlichen Trainings in den verschiedenen Übungsarten sehr viel größer wird. Diese Feststellung ist bei Einbeziehung der sich gleichzeitig hebenden Geschicklichkeit, Schnelligkeit, Kraft und Ausdauer für die Herabsetzung von Unfällen in Verkehr und Betrieb von großer Bedeutung: Die Eigenarten jeder maschinellen Bedienung müssen begriffen und berücksichtigt werden, mit Hilfe von psycho-physischen Eigenschaften des die Maschine bedienenden Arbeiters — in diesem Moment liegt eine wesentliche Beziehung zwischen Arbeit und Sport. Außerdem ist für rationelle Wirtschaft die durch den Sport bedingte erhöhte Widerstandsfähigkeit gegen Krankheit wichtig: der Bakteriologe, der Dermatologe, der Internist selbst haben endlich zugegeben, daß Infektionskrankheiten einen relativ leichten Verlauf nehmen, wenn sie einen Körper befallen, der ein ganz hohes Vermögen besitzt, Abwehrkräfte mobil zu machen; durch die natürliche Widerstandskraft wird der Körper auch gegen die Anfälligkeit gestählt. Bemerkenswert ist ferner, daß dem schlecht gebauten, unterwertigen und körperlich ungepflegten Menschen Ängstlichkeit, Ratlosigkeit, Mangel an Unternehmungsgeist und Entschlossenheit eigen ist. Nach den Erfahrungen auch der Neurologen kann man mit planmäßigem Turn- und Sporttraining solchen Minderwertigkeiten erfolgreich begegnen.

Es gilt nun, noch festzustellen, welcher Einrichtungen sich die Wirtschaft bedienen kann, um ihren Arbeitskräften die Segnungen des Turn- und Sportbetriebes dienstbar zu machen.

Als die eigentlichen Träger der ganzen Bewegung sind heute immer noch die großen Turn- und Sportorganisationen anzusehen, deren freiwillige Leistungen hervorragend sind. Wir haben heute im Reichsausschuß für Leibesübungen etwa 6,5 Millionen Mitglieder zusammengefaßt, in der Zentralkommission für Arbeitersport und Körperpflege ungefähr 3,3 Millionen, im Reichsausschuß der Deutschen Jugendverbände etwa 2 Millionen; in Jugendherbergen übernachten jetzt etwa 3 Millionen im Jahr. (Vergleiche hierzu den Anhang S. 68 ff.)

Besonders wichtig ist für die Beurteilung der Frage „Arbeit und Sport" die Einstellung der Arbeiterschaft zum Turnen und zur Sportpflege. Es ist ja bekannt, daß vor dem Kriege die Zahl der Arbeiter-Turn- und Sportvereine außerordentlich gering war. Grund: daß sie zum Teil von Staats wegen verfolgt und ihre Führer gelegentlich sogar ins Gefängnis gesteckt wurden; es war also den Arbeitern nicht möglich, sich zu entwickeln. Heute sieht das Bild ganz anders aus. Die Arbeiterverbände haben hier ausgezeichnetes geleistet. Die Führer der Bewegung wissen sehr wohl: es genügt nicht, daß die Forderung — 8 Stunden Arbeit, 8 Stunden Erholung, 8 Stunden Schlaf — gestellt worden ist; es kommt vielmehr im wesentlichen darauf an, wenn wir von dieser vielfach leider noch theoretischen Forderung ausgehen, wie die 8 Stunden Erholung tatsächlich angewandt werden. Es wird mit Freude anerkannt, daß schon viel erreicht worden ist. Der Arbeiter in den Nord- und Ostvierteln Berlins, in den Fabrikvierteln anderer Städte begibt sich — wenigstens der jüngere, geschulte und gut geführte — nicht mehr in die Destille zum Würfelspiel und Schnapsgenuß, sondern seiner Neigung entsprechend auf den Übungsplatz oder im Winter in die Turnhalle: dort wird planmäßig geübt. Turnhallen und Plätze sind mit großen eigenen Opfern der Arbeiter errichtet worden; es werden in der Bundesschule des Arbeiter-Turn- und Sportbundes für alle Arbeiterturnvereine planmäßig Turn- und Sportwarte ausgebildet, genau wie es der Deutsche Reichsausschuß für Leibesübungen in seiner Stadion-Hochschule für die sog. „bürgerlichen" Verbände tut.

Sozialpolitisch interessant ist das Kapitel „Firmensport". Es gibt jetzt überall Firmen- und Behörden-Sportvereine, (Polizei-, Post- und Eisenbahnsportvereine); sogar Zentralbehörden wie Reichs- und Länderministerien usw. haben Übungsstunden für Beamte und Angestellte eingerichtet. Bei zahlreichen großen Werken und geschäftlichen Betrieben, wie A. E. G., Siemens, Osram, u. a. bestehen Sportvereine; die Handlungsgehilfenverbände, wie die Verbände der Hotelangestellten haben eigene sportliche Organisationen — eine Anzahl von Industrie- und Handelsfirmen ist dazu übergegangen, **während** der Arbeitszeit Körperübungen durchführen zu lassen. Außerdem hat der Gemeinnützige Reichsverein zur Einführung der „Bewegungspause" in Verwaltung und Betrieb e. V. es sich zur Aufgabe gemacht, in Berlin und anderen Städten bei Firmen während der Arbeitszeit Übungen einzurichten, wie es z. B. bei Lindemann, Wertheim, Grünfeld, Leiser u. a. schon geschehen ist. Manche Unternehmungen haben dagegen Erholungspausen ohne Körperübungen in ihren Betrieben eingeführt, da manche eine einfache Erholungspause bei sehr schwerer Arbeit für besser halten als eine mit gymnastischen Übungen ausgefüllte Pause. Die Meinungen darüber sind noch sehr geteilt. In der Praxis der Gesamtarbeit aber wird es also darauf hinauskommen

1. Pausen (mit oder ohne Bewegung) einzuschalten,
2. Einrichtungen für die Erholung nach der Arbeit zu schaffen,
3. geeignete Fachlehrer(-innen) anzustellen,
4. in Groß-Betrieben Hallen und Spielplätze zu bauen,
5. sonstige hygienische Einrichtungen zur Verfügung zu stellen,
6. den Gesundheitszustand der Arbeiter — namentlich der jugendlichen — ärztlich betreuen zu lassen.

Die obengemachten Mitteilungen über die Gründung von Firmen- und Behördensportvereinen zeigen, daß die Werkleitungen zum Teil jetzt die Wichtigkeit körperlicher Übungen im Beruf eingesehen haben. Nun hat sich aber ein Teil der Arbeiterschaft gegen die so entstandenen Behörden- und Firmenvereine eingestellt. Ebenso wie biozentrische Erkenntnis von der gesundheitlichen Bedeutung der Leibesübungen zu einem Ausbau der staatlichen Maßnahmen führen — das ist doch ein logischer Entwicklungsgang! —, so sollte man in der Arbeiterschaft die ihr erwachsenden gesundheitlichen Vorteile des Firmensports nicht verkennen. Schließlich muß noch gesagt werden, daß die Gründung von Firmensportvereinen nicht der Werksinitiative zuzuschreiben ist, sondern z. T. auf freiwillige Entschlüsse zurückgeht. Es ist daher eines jeden Pflicht, der es mit der Volksgesundheit ernst meint, dieses junge Pflänzchen besonders zu pflegen. Und diese Pflicht fällt Arbeitgebern und Arbeitnehmern zu!

Immerhin darf der Sozialhygieniker feststellen, daß doch auf diesem Gebiete schon manches geleistet worden ist. Eine allgemein gültige Regelung liegt allerdings noch in weiter Ferne. Sie muß aber schnellstens herbeigeführt werden, denn es ist folgendes zu bedenken: Ein großer Teil der deutschen Bevölkerung lebt heute schon in Städten mit über 100000 Einwohnern, und wenn die Entwicklung fortdauert, so wird, wie die Statistiker voraussagen, in etwa $^1/_2$ bis $^3/_4$ Jahrhundert unser Volk zum größten Teil in Städten von mehr als 100000 Einwohnern leben. Diese unter den heutigen (hinsichtlich der Körperpflege fast noch mittelalterlichen) Verhältnissen verelendende Zusammenhäufung der den Natureinflüssen entzogenen Menschen in unzureichenden Wohnungen wird unser Volk noch zugrunde richten, wenn wir hier nicht rechtzeitig Einhalt gebieten oder für entsprechenden Ausgleich in hygienischer Beziehung, z. B. durch Sport im Freien sorgen. Dabei ist nicht der Sport als Rekord, als Selbstzweck gemeint. Für die allgemeine Volksgesundheitspflege sind Leistungsmessungen großer Schul- und Berufsgruppen viel wichtiger; werden doch durch sie erkenntnistheoretisch erforderliche Grundlagen zum Studium von Wachstumsgesetzen und allgemeinen Lebensbedingungen in absehbarer Zeit geschaffen werden können. Denn schließlich bringt doch jede Art richtig betriebener Übungen einen Qualitätszuwachs — mutatis mutandis — für jeden mit sich. Es kommt nicht darauf an, wie man turnt und welchen Sport man treibt, sondern es kommt darauf an, daß man überhaupt turnt, daß man zum Sport ins Freie hinausgeht. In scheinbarem Gegensatz zu dem Gesagten und zur Beruhigung meiner sportlichen Freunde sei eine sportärztliche Feststellung gemacht — sie ist wichtig als Ergebnis von jahrzehntelangen Untersuchungen und Überlegungen —, daß nämlich der Rekordsport an sich mit dem Ziel der individuellen oder absoluten Höchstleistung nicht gesundheitsschädlich zu sein braucht. Voraussetzung ist allerdings die Erfüllung von einer Reihe notwendiger Vorbedingungen, das sind gut ausgebildete Lehrer, richtig dosiertes Training, Gesundheit der inneren Organe und zweckentsprechende Lebensführung.

Daß wir bei der Bearbeitung des gesamten Gebietes viele Helfer besitzen, haben uns die verschiedenen Kongresse der Pädagogen und Ärzte in den letzten Jahren gezeigt. Sie geben den wissenschaftlichen Unterbau, auf dem die Wirtschaft weiterarbeiten soll und wird. Mag es trotz der kaum zu bewältigenden Schwierigkeiten, in denen sich die deutsche Wirtschaft mehr als je befindet, und trotz aller gesundheitlichen Mängel, mit denen der größte Teil der deutschen Jugend nach der Entlassung aus der Volksschule in die Lehre tritt, gelingen, unter stärkerer Heranziehung des Turnens, des Sportes und des Wanderns unser Volk durch die bevorstehenden schweren Jahre und Jahrzehnte glücklich hindurchzuführen! Und nicht nur das: wenn wir auf den vorgezeichneten Wegen neue Bahnen beschreiten, wird es meiner festen Überzeugung nach möglich sein, noch vieles zu erreichen. Vielleicht ließe sich sogar der alte Wunsch erfüllen, durch Einführung der Leibesübungen in die täglichen Gewohnheiten jedes Einzelnen, durch Gleichsetzung der geistigen und körperlichen Bildung in der Schulzeit, durch gesteigerte Körperpflege während der Berufsarbeit und namentlich in den täglichen Erholungsstunden sowie in Frei- und Ferienzeiten vorhandene Schwächen und Berufsschäden auszugleichen. Der Gesundheitspolitiker kann heute schon voraussehen, daß all die Riesenverluste an Volksvermögen und Volksgesundheit, die Deutschland erlitten hat und noch erleidet, schneller auszugleichen sein werden, wenn jeder an seinem Teile die Pflicht, Leibesübungen zu treiben, Reinlichkeit und Gesundheitspflege zu fördern, erst erkannt haben wird.

Arbeit und Sport.
Ausgleichsarbeit und Sportpause.

Von Professor Dr. Erich Klinge, Hannover.

Um die Vorgänge, die durch die im Thema genannten Begriffe miteinander verbunden sind, in ihren gegenseitigen Beziehungen näher zu kennzeichnen, können wir auf eine für unsere Zwecke brauchbare Begriffsbestimmung der drei ersten nicht verzichten.

Arbeit sei uns eine beliebige menschliche Leistung. Sie stellt sich dann im allgemeinen als eine Tätigkeit dar, der ein geistiger Prozeß zugrunde liegt, vermöge dessen ein meist vorgefaßter Zweck erreicht wird. Es ist genugsam bekannt, daß es Arbeitsleistungen rein geistiger Art gibt. Nun kann aber der geistige Gehalt des Arbeitsprozesses mehr und mehr zurücktreten. Dann stehen im Vordergrunde Handlungen, die einen anderen Charakter tragen, die aber nie etwas anderes als Mittel des geistigen Zweckes sind. So spricht man von körperlicher Arbeit im Sinne von körperlicher Anstrengung, um festzustellen, daß hier der Zweck in der Hauptsache durch Anwendung körperlicher Kräfte erreicht wird. Die physiologische Arbeitsleistung ist dabei das Mittel, um einen außerhalb des Organismus liegenden Sinn zu erfüllen, nicht etwa Endzweck selber. Unter Arbeit sei keine Leistung verstanden, die rein physiologischer Art ist. Das ist nur möglich und zulässig, wenn die physiologische Funktion aus dem Gesamtvorgang, den wir Arbeit nennen, herausgelöst und für sich betrachtet wird, was aber kein praktisches Interesse besitzt. Der Arbeitsprozeß kann noch so sehr maschinisiert, die Arbeitshandlung mechanisiert, der Arbeitende noch so wenig geistig dabei tätig sein: ehe man zu dieser Art der Arbeitsleistung gelangte, mußte eine lange Reihe geistiger Prozesse durchlaufen werden, um die einzelnen maschinisierten und mechanisierten Handlungen zum gewollten Endzweck sicher zu fügen. So wollen wir kurz zusammenfassen, daß der Tätigkeit des arbeitenden Menschen stets ein geistiger Prozeß innewohnt, gleichgültig, welcher Art sie sein mag und welcher Mittel sie sich bedient.

Auch die sportliche Tätigkeit darf in diesem Sinne durchaus als Arbeit gelten. (Sport werde hier als Sammelbegriff für alle Gebiete von Turnen, Sport und Spiel aufgefaßt.) Jede sportliche Übung muß

als eine Gesamtleistung des Organismus angesehen werden, die als
körperliche Bewegung sinnfällig wird, die aber — und das wird bei
der heutigen systematischen Aufbauarbeit im Sport verständlich —
durchweg geistig durchsetzt und bestimmt ist. Welche psychische
Leistung oft damit verbunden ist, werden alle die ohne weiteres
verstehen, die solche Arbeit an sich selber verspürt haben. Man
darf sehr wohl die Behauptung aussprechen, daß zu jeder höheren
sportlichen Leistung im allgemeinen ein bestimmtes geistiges Auf-
nahme- und Verarbeitungsvermögen gehört, ohne das die Leistung
gar nicht möglich ist. Das erfordert allein schon die Technik besonders aller in bezug auf Koordination schwierigeren sportlichen Bewegungen. Um sie wird gerade in Deutschland viel gerungen. Kennzeichnend und viel augenfälliger als anderswo ist aber hier, daß die
physiologische Leistung gewissermaßen geistig geschult und geleitet
wird, um dann später bei höheren Funktionsgraden wieder mechanisiert zu werden, damit keine Störung und Stockung in ihrem Verlaufe
eintritt. Sie wird wieder allmählich reflektorisch, und der Ausübende
hat dann nur noch den Grad der einzusetzenden Energie zu be-
stimmen. Diese geistige Durchdringung geht so weit, daß selbst
bei bewegungstechnisch sehr einfachen Bewegungen, wie etwa beim
lockeren Armkreisen, zum Erreichen des in der Bewegung liegenden
gymnastischen Zweckes dieser erst wirklich „erfaßt" werden muß,
ehe die Bewegung, ihrem Sinn entsprechend, richtig ausgeführt werden kann.

Die turnerisch-sportliche Betätigung ist also auf dieser Grundlage
von einem gewöhnlichen Arbeitsprozeß nicht zu unterscheiden. Und
doch ist in jedem sportlichen Arbeitsvorgang ein Faktor enthalten,
der eine tiefgehende Trennung von „Arbeit" und „Sport" herbei-
führt. Berufliche Arbeit ist der meist wichtigste Teil des Daseins-
kampfes; sie stellt nur zu oft ein zwingendes Muß dar. In diesem
Kampfe, mag er noch so milde und freundliche Formen besitzen,
sind jedem Pflichten auferlegt, die früher oder später oder ab und zu
zur Bürde werden, die niemand mit Freuden trägt. Das beginnt
in der Schule mit dem Schulbesuch und den Schularbeiten und findet
seine Fortsetzung im Erlernen eines Berufes und in der späteren
Berufsarbeit, die in dem Maße, in dem sie immer mehr auf Arbeitsteilung ausgeht, auch in ihrem Umfange verringert und so schließlich
zu einer geringfügigen, wenn auch notwendigen Spezialleistung wird,
die ohne innere Anteilnahme, ja, mit einer gewissen Stumpfheit
geschafft werden muß. Es ist bekannt, daß sie für die arbeitende
Bevölkerung die Quelle so mancher Unzufriedenheit ist, die wiederum
ihre weitgehenden Folgerungen im sozialpolitischen Leben besitzt.

In der sportlichen Arbeit liegt nun im Gegensatz dazu das Moment
des freien Wollens. Es braucht hier nicht nachgewiesen zu werden,
welche Rolle die freiwillige und wirklich interessierende Übernahme
einer Arbeit für die Ausführung spielt. Es genügt wohl, an die

Freude zu erinnern, die aus der vollen inneren Anteilnahme stammt und die die stärkste Triebfeder zu einer möglichst vollkommenen Leistung ist oder doch sein kann. Und wir wissen genau, wie stark der ganze Mensch dabei beeinflußt wird, wie sich nicht nur der gesamte Stoffwechsel belebt, sondern überhaupt alle Funktionen gesteigert werden und auch die Flügelkraft seines Geistesfluges erhebliche Förderung erfahren kann. Alle vitalen Kräfte in ihm werden aufs nachdrücklichste geweckt und belebt. Es kommt aber noch eins hinzu: Die sportliche Tätigkeit ist der Sphäre des Erwerbslebens entrückt. Während das Erwerbenmüssen nur zu häufig eine krampfhaft gerichtete, oft starre und gänzlich einseitige Einstellung des Menschen zur Folge hat, löst der Sport alles Starre, Enge, Düstre und gibt nicht nur eine gewisse Freiheit des Bewegens, sondern auch des Geistes und der Seele. Er ist die Ablenkung auf ein Betätigungsfeld, das für die freie, ungehemmte Entwicklung des Kindes als von so unendlich großer Bedeutung erkannt worden ist und für den Erwachsenen von nicht viel geringerer Wichtigkeit erscheint. Denn bei Turnen, Sport, Gymnastik usw. erhält seine Arbeitsleistung die kennzeichnenden Eigenschaften des kindlichen Spiels: Freigelöste Bewegung mit selbstgewähltem Betätigungsfeld, das beliebig gewechselt werden kann, um immer neuen Anreiz zu geben. Hier wird spontane Freude an einem Tun hervorgerufen, das für den objektiven Beobachter oft vielleicht merkwürdig sinnlos, d. h. so wenig auf irgendeinen praktischen Zweck gerichtet, sein kann. Aber das ist das eigentlich Erlösende im Sport, ist der Vorzug des Spiels und des Spielens vor jeder andern Tätigkeit des Menschen. Darin liegt die hohe Bedeutung solches Beginnens: Die Strebungen des Menschen, die in der beruflichen Arbeit zumeist unter Bindung aller Kräfte konzentrisch gerichtet sind, erlangen neue Stärke und Anregung aus der allgemein gehobenen Vitalität, wenn sie ab und zu in andere Richtungen gehen dürfen. Das ist eine Tatsache, die jeder an sich selber erleben kann, und hierin liegt der eigentliche große Segen des Sportes für uns alle, besonders aber für den arbeitenden Menschen.

Damit hängt ein weiterer Bildungs- und Erziehungsfaktor des Sportes zusammen: Unsere Erziehung legt heute großen Wert darauf, die Gesamtpersönlichkeit zu entwickeln und benötigt dazu Hilfsmittel, die den ganzen Menschen erfassen, nicht nur den Geist oder die Seele oder den Körper in der Hoffnung, daß etwas Einheitliches daraus entstünde. Aus solchem Stückwerk entsteht kein Ganzes, sondern nur dann, wenn der Mensch als Gesamtwesen beeinflußt wird. Und gerade die neuzeitliche Art der körperlichen Erziehung hat im Sport ein hervorragendes Mittel erkannt, den Menschen voll zu ergreifen. Das geschieht noch dazu von einer Seite aus, die jedem gesunden Kinde, jedem Jugendlichen aber auch jedem Erwachsenen so sehr viel Freude abnötigt, daß er sich gern dieser Betätigung ganz hingibt. Hierin liegt die Möglichkeit, mit körperlichen Übungen zugleich Körper, Geist und Seele zu beeinflussen und in freudvoller, natürlicher Art eine in gewissem Sinne durch Harmonie getragene Entwicklung zu fördern. So ist jedes mechanische Arbeiten, wie es früher nur zu häufig der Fall war, in der Turnstunde verpönt. In der Bewegung soll stets geistige Mitarbeit liegen oder das Mitschwingen der Seele spürbar sein. Glücklicherweise löst sich das bei einem guten Turnunterricht von selber aus. Es kommt nur darauf an, daß er in dem rechten Sinne erteilt wird und die rechten Wege geht. Daß so betriebene Körperübungen besonders für den Nachwuchs des Arbeiterstandes wichtig werden, liegt nahe. Für die jungen Leute, die mit 14 Jahren bereits ins Leben hinausgehen, beginnt vielfach erst die Pubertätszeit, die sie in manche Krisen, vor allem sexueller Art, treibt. Die Sublimierung der darin zur Auslösung drängenden Kräfte durch den Sport hat schon oft sich als ausgezeichnete Hilfe in dieser schwierigen Entwicklungszeit erwiesen. Darum erwächst den Fortbildungs-, Fach- und Werkschulen die ernste Aufgabe, nicht nur in ausreichendem Maße Leibesübungen unterrichten zu lassen, sondern diese im Sinne einer Formung, einer Bildung des ganzen Menschen zu handhaben.

Der Sport gewinnt aber noch tiefere Bedeutung allgemeiner Art, wenn man bedenkt, daß er die kollektivistische Form der Ausübung mit sich bringt. In diesem sich von selbst ergebenden Zwange zum Kollektivismus liegt eine unter Umständen ganz hohe pädagogische Wirkungsmöglichkeit. Schon daß jeder Sport folgerichtig zum Leistungsvergleich drängt, bedingt, daß hier Regeln und Gesetze obwalten, denen sich jeder fügen muß. Und hier geschieht das Erfreuliche: Diesem Zwang fügt sich jeder freiwillig und gern. Man braucht dabei nur an den am meisten verbreiteten Massen- oder Mannschaftssport zu denken, den wir haben, an die Spiele, für die sich erfreulicherweise heute große Teile des Volkskörpers begeistern. Alle großen Kampfspiele gehen nach festgelegten Regeln vor sich. Jeder einzelne Spieler hat sich dem häufig von der Mannschaft selber gewählten Spielführer unterzuordnen. Hier gibt es also kein freies Ausleben und Austoben in der Form von Zügellosigkeit, sondern ein zwar freies und freiwilliges Arbeiten, aber doch mit unumgänglich notwendigen Bindungen. Dieses Einfühlen in eine Mannschaft, die Zusammenarbeit der Mannschaftshandlung zu einem Ziel als gesammelte Gegenwirkung im Spiel, die oft selbstlose Aufgabe egoistischer Auswirkung zum Besten des Mannschaftszieles sind zweifellos erziehliche Werte, die, richtig genützt, uns beste Hilfsmittel zu einer sozialen Erziehung werden können. Hier heißt es eben, Freiheit und Pflicht in spielender und doch ernster Arbeit miteinander zu vereinen. Zu erreichen ist das nur, wenn jeder einzelne selber das ernste Wollen zu einem solchen Ziel hat und wenn, besonders bei Jugendlichen, die rechte Erzieherpersönlichkeit dahintersteht. Daß die dabei erstrebten hohen Ziele nicht immer erreicht werden, liegt daran, daß der sportliche Kampf Gelegenheit gibt, die starken Urtriebe, den Selbsterhaltungstrieb mit seinen mannigfachen Varianten, plötzlich nackt und bloß an die Oberfläche gelangen und unter völliger Zurückdrängung der mit Mühe aufgetragenen Zivilisationstünche der Gesellschaftserziehung für das Handeln bestimmend werden zu lassen und das mit aller Brutalität und Rücksichtslosigkeit, deren ein für einen Augenblick in frühere Entwicklungsepochen zurücksinkender Kulturmensch fähig ist. Solche „unfairen" Handlungsweisen kommen verhältnismäßig selten vor und müssen von diesem Grunde aus verstanden werden, dürfen und können aber nicht Anlaß sein, das Kampfspiel als Träger großer sozialer Erziehungswerte zu verdammen. Man darf sich gegenüber einer derartigen immerhin vielleicht deprimierenden Feststellung mit der Überlegung trösten, daß es kein Erziehungsmittel je geben wird, das innerste Kräfte weckt und stark werden läßt und zugleich niemals die Gefahr eines kurzen atavistischen Rückfalles in sich schließt. Übung der Selbstzucht ist im Sport, besonders im Massensport, mehr und mit nachhaltigeren Folgen als anderswo nötig und ist eine Erziehungshilfe, durch die innerhalb der Gemeinschaft jeder emporgeführt werden muß. Im Sport kann klare Kontrolle sogar darüber geübt werden, wie weit diese Übung gediehen ist. Sie wird zweifellos in bester Weise fortgesetzt und zur Vollendung gebracht durch das sportliche Training, das eine selbst übernommene Verpflichtung darstellt, alles Positive zu einem hohen Ziel, etwa einer Hochleistung in einem schweren Kampfe, zu tun und alles Schädigende und Negative zu lassen. Was hier für die Leistungssteigerung, für den ungebrochenen Kampf- und Siegwillen das energische Durchhalten gegenüber jeder möglichen Verführung auch geist-seelisch zu bedeuten hat, das wird nur der nachprüfen können, der ähnliches einmal erlebt hat. Nicht das Glas Bier oder die Zigarette, die in einem schwachen Moment während des Trainings genossen werden, sind die Ursache der vielleicht sich ergebenden Leistungsverringerung, sondern der Einbruch in die Willensaktion des Trainierenden, was bei ihm immer mehr ein Gefühl der Unsicherheit gegen sich selber aufkommen läßt. Ein wirkliches Durchhalten der Trainingsvorschriften vermag stärkste selbsterzieherische Kräfte, Beherrschung seiner selbst neben der Beherrschung der Bewegungsform, der Technik, und der Steigerung der Leistung auszulösen und herbeizuführen. Nicht zuletzt gibt aber auch die Beherrschung der Sinne, die schnelle Erfassung der Situation, die sichere Reaktion des geschulten Körpers Anlaß zu einer Verminderung der Betriebsunfälle im Gegensatz zu ihrer Häufung nach reichlichem Alkoholgenuß an Sonn- und Feiertagen.

Wenn nun noch bedacht wird, daß heute leider so viele berufliche Arbeit mit einer oft recht großen inneren Stumpfheit ausgeführt wird, so muß die Weckung allgemeiner Interessen, eine innere Belebung des stumpf gewordenen Arbeiters als unendlich wertvoll angesehen werden. Der Sport bietet auch hier sich dar als ein glänzendes Mittel der Erweckung von Interessen, die außerhalb der Arbeitsstätte, der Erwerbseinstellung, der Politik, der Religion liegen. Er bringt erneut der Natur näher und kann die Menschen wieder ursprünglicher und einfacher machen, was besonders beim Wandern, Wanderrudern, Skilaufen und ähnlichen Betätigungen der Fall ist. Sie führen ihn in andere Orte und andere Gegenden unseres Vaterlandes; sie halten ihn den Kneipen fern und tragen zur Erweiterung seines Horizontes nicht unbedeutend bei durch die Bekanntschaft mit anderen Stammesbrüdern, mit ihren Sitten und Gebräuchen, mit ihren Kulturgütern und -stätten. Dadurch wird er fähig, wirklichen Anteil zu nehmen am kulturellen Leben seiner Nation, wird innerlich froh und geweckt und, statt verbittert sein Leben als Einzelwesen zu führen, ein tätiges Glied der großen Kulturgemeinschaft seines Volkes. Solche Menschen sind im allgemeinen einsichtsvoller, zufriedener und ausgeglichener und stellen nicht mehr mit aller Entschiedenheit ihr eigenes Ich in den Brennpunkt aller ihrer Interessen, sondern sie sind fähig geworden, der Allgemeinheit zu dienen.

Daß diese pädagogische und soziologische Bedeutung des Sportes neben seinen besonderen biologischen und physiologischen Worten nicht Utopien sind, hat die Praxis ja vielfältig bereits erwiesen. Turnen und Sport sind darum nicht nur ein Mittel der Jugenderziehung, sondern unendlich wichtige Ausgleichsfaktoren, Mittel der Bindung und des Zusammenhaltens, prachtvolle Schulungsgebiete des Gemeinschaftslebens, Vermittler für erneute Erweiterung des Interessenkreises und vor allem der inneren Verlebendigung. Das alles sind Werte, die in ihrer Gesamtwirkung immer mehr gerade für den großen Kreis der Arbeitenden ausgenützt werden sollten. Turnen und Sport sollten immer mehr in die Reihen der werktätigen Bevölkerung hineingetragen werden, um diese hierdurch an ihre Menschenwürde zu erinnern und freudige Mithelfer an der Allgemeinheit in ihr zu gewinnen.

Um nun den heute immer stärker umstrittenen Begriff der Ausgleichsarbeit und eine Stellungnahme zu ihr zu klären, müssen wir etwas weiter ausholen.

Alle berufliche Arbeit ist heute in den weitaus meisten Fällen ein schweres Hindernis der Entwicklung und der naturgemäßen Erhaltung des Körpers. Der Beruf zwingt zur Arbeit in einer bestimmten Richtung, ist also Auswahl und Einschränkung der Betätigung zugleich. Was das rein körperlich zu bedeuten hat, dürfte in krassen Fällen besonders klar werden. Man braucht nur an die Arbeit des Uhrmachers zu denken, um sofort ein Bild von dieser Beschränkung des Bewegens zu erhalten, das fast gleichbedeutend ist mit Aufhebung derselben. Nicht besser steht es mit Büroarbeiten, den meisten Tätigkeiten am laufenden Band oder an der Maschine.

Denn in vielen Berufen, die früher noch vielseitige und ausgiebige Bewegung mit sich brachten, hat die Notwendigkeit erhöhter Produktion zu einer für den Arbeiter nachteiligen Arbeitsteilung geführt, die dem einzelnen aus der Gesamtheit der zur vollständigen Arbeitsleistung notwendigen Bewegungen gebieterisch nur noch einen kleinen Ausschnitt zudiktiert. Durch die nun im höchsten Maße gesteigerte Wiederkehr derselben Teilbewegung konnte eine Fertigkeit in ihr erreicht werden, die sowohl höchste Ökonomie der Arbeitsbewegung als auch höchste, Produktionsmöglichkeit gewährleistete. Dieser Grundgedanke des Taylorsystems ist zweifellos in produktionstechnischer Beziehung richtig, erweist sich aber in seinen sozialhygienischen Folgerungen als gefährlich. Durch die dadurch bedingte einseitige Arbeitsbewegung während der gesamten Arbeitszeit werden Verbildungen des Arbeiters herbeigeführt, die nicht nur orthopädischen Charakter tragen, sondern im übergeordneten und schwerer wiegenden biologischen Sinn verhängnisvoll werden müssen. Denn mit der durch den Arbeitsprozeß verbundenen diktatorischen Ausschaltung aller anderen Bewegungen des Körpers während des größten Teiles des Tages wird nicht nur eine Einschränkung der allgemeinen funktionellen Arbeit des Organismus heraufbeschworen, sondern eine Verkümmerung von großen Muskelgebieten und der inneren Organe in die Wege geleitet. Der Mensch wird im ganzen funktionsuntüchtig, verliert notwendigerweise immer mehr an Widerstandsmöglichkeit gegen Witterungswechsel und Infektionen aller Art, was noch weiter gefördert wird dadurch, daß rückwirkend die Herabsetzung seiner Funktionsleistung ihn unlustig und auch unfähig zu sonstigem Bewegen macht; von den seelischen Momenten ganz zu schweigen. So wird es klar, daß die heutige Art des Arbeitsganges nicht nur in sich Gefahren birgt, sondern eine Kette von anderen weitergehenden Gefährdungen für die Freizeit hervorruft. Daß diese Tatsache gerade für die Jugendlichen, aber auch für die jungen Leute, die bis zum Ende der zwanziger Jahre vielfach noch nicht mit ihrer Ausreifung zu Ende gekommen sind, von größter Tragweite sein muß, ist nicht unbekannt. Es gilt für die Zeit vom Einsetzen der Pubertät an bis etwa zum 20. oder 22. Jahre dem in einer außerordentlich starken inneren und äußeren Entwicklung stehenden jungen Menschen die Wachstumsreize zu vermitteln, deren er bedarf, um seine Entwicklung zu fördern und endlich abzuschließen. Daß wir beiden Geschlechtern in dieser Zeit viel, physisch wie psychisch, durch Leibesübungen helfen können, ist oben ausgeführt worden. Im besten Falle läßt heute die Fortbildungs- oder Berufsschule in der Woche für die Jugendlichen eine Stunde Turnen erteilen, meist auch noch unter völlig unzureichenden äußeren Verhältnissen, was so gut wie nichts ist, ja, kaum zu einer rechten Anregung ausreicht. Ob in absehbarer Zeit, wie es dringend nötig erscheint, die schulische Organisation hier mehr wird leisten können, läßt sich im Augenblick noch nicht übersehen, wenn auch Ansätze die Hoffnung aufkommen lassen. Sollten nun günstigenfalls für die Lernenden bessere Voraussetzungen in Zukunft geschaffen werden können, so bleibt doch die große Masse der Arbeiter- und Angestelltenschaft usw. übrig, die es nach der Schulzeit und in späteren Jahren ebenso bitter nötig hat, den Folgen der einseitigen Arbeitsbewegung irgendwie zu begegnen. Nur organisierte Hilfe im großen erscheint hier als das einzig mögliche Mittel. Wenn es uns gelingen würde, was die Schule bisher nicht erreicht hat aber durch erhebliche neuere Anstrengung zu erreichen versucht: allen Schulentlassenen die tiefe Freude an freier körperlicher, d. h. irgendwie gearteter turnerisch-sportlicher Betätigung und das Bewußtsein in sie einzupflanzen, daß sie zugleich damit eine der wichtigsten und für ihre gesamte Lebenskraft und für ihren Lebensmut und ihre Lebensfreude, für ihre Widerstandsfähigkeit und also ihre Gesundheit, für ihre Schaffenskraft und Arbeitsfreude bedeutungsvollsten hygienisch-biologischen Forderungen erfüllen, dann wären wir einen riesengroßen Schritt weitergekommen. Nur zu viele sehen aber in den Leibesübungen ein Feld der Betätigung allein für die Jugend, allenfalls für Jüngere. Viel zu viele halten sich für zu alt (oft schon mit 25 Jahren!) oder zu würdig und zu behäbig. Das ist nichts anderes als die verhängnisvolle Folge der Rückwirkung der Organ- und Bewegungsverkümmerung auf die gesamte Einstellung des Menschen zusammen mit einer gewiß heute gänzlich unverständlichen gesellschaftlichen Auffassung. So muß der Kampf dagegen mit allen Mitteln geschicktester Diplomatie geführt werden; denn nichts ist hier durch Zwang zu erreichen. Vielmehr muß durch sehr verständnisvolle Werbung Anregung gegeben und Interesse geweckt werden, das bis zum Entschluß der Selbstbetätigung gesteigert wird. Darum muß in erster Linie Freude über dem ganzen Beginnen schweben, muß Freude sich unverkennbar allen Übenden mitteilen, die so tief und groß ist, daß sie „ansteckend" wirkt. Die Folgerung ist die Schaffung der geeigneten Voraussetzungen dazu. Sie soll uns weiter beschäftigen.

Dem Arzt waren die zum Teil recht verderblichen Einwirkungen beruflich einseitiger Arbeit schon seit langem bekannt. Im allgemeinen geschah aber nichts, um Abhilfe zu schaffen. Das war im wesentlichen eigentlich erst der Zeit nach dem Kriege vorbehalten, in der es galt, die Arbeitskräfte heranzuziehen und auszunutzen und ihre Wirtschaftlichkeit zu erhalten. Gemäß der geltenden physiologisch-orthopädischen Einstellung wurde dabei sowohl von seiten der Medizin als auch der Gymnastik ein Weg zur Bekämpfung von Berufsverbildungen und -schäden beschritten, der zur Ausgleicharbeit führte.

Der Begriff gibt deutlich an, daß etwas Auszugleichendes, also ein Mangel, vorhanden sein muß. Die Erkennung und Beurteilung dieses Mangels oder Schadens ist aber nur möglich, wenn auch ein

Normalbild des Menschen geschaffen wird, das als Ausgangspunkt
für die Beurteilung gesetzt wird. Dieses Bild war, was naheliegt, der
harmonisch gebildete und geformte Mensch, der schon äußerlich ein
wohlgefälliges Ergebnis seiner Entwicklung war. Jede Asymmetrie,
d. h. überwertige bzw. unterwertige einseitige Ausbildung etwa eines
Armes oder Beines, schlechter und falscher Proportionen wie der
Beine gegenüber dem Oberkörper oder der Arme gegenüber den
Beinen, auffällige Entwicklung einzelner Muskelgruppen wie der
Armbeuger oder des Delta- und Trapezmuskels auf der Schulter oder
der Unterschenkelstrecker wie auch Schiefstellungen der Schultern,
des Beckens und damit Verbildungen der Wirbelsäule usw. waren
leicht festzustellen und auch ihrem Grad nach zu benennen.

Der Sinn der Ausgleichsübungen ist nun der, diese Schäden und
Mängel durch Bewegungen, also durch Übungen der verkümmerten
Teile „auszugleichen". Die Asymmetrie sollte durch Gymnastik
beseitigt und nach Möglichkeit der funktionell tüchtigeren anderen
Seite angepaßt werden. In erster Linie handelt es sich dabei um
Übungen zur Kräftigung der Muskulatur, im weiteren um solche zur
Behebung mangelhafter Beweglichkeit, Übungen, die meist einseitig
auf die unterwertigen Glieder oder Körperteile angewandt wurden.
Diese Übungen tragen daher einen rein orthopädischen Charakter;
der Grundgedanke des Verfahrens ist der Orthopädie entlehnt, nur
daß im allgemeinen aktive Bewegungen bevorzugt werden, wenn
von den Entspannungsübungen abgesehen wird, die bezüglich ihrer
Bedeutung und Wirkung mit immer größerer Skepsis zu betrachten sind.

Es kann kaum zweifelhaft sein, daß dieses allgemeine Mittel orthopädischer Beeinflussung von beruflich entstandenen Körpermängeln
bestenfalls nur ein Mittel, nicht aber das Mittel sein kann. So sehr
jede Asymmetrie in Körperbildung und Leistungsfähigkeit sowohl im
ästhetischen als auch im physiologischen Sinne zunächst auszugleichen für nötig befunden werden mag, so sehr ist zu bedenken,
daß der einzelne in der Verbildung auch eine Anpassung an die durch
den Arbeitsprozeß an ihn gestellten Forderungen aufweist, die immerhin unter den vorhandenen Bedingungen als etwas Zweckmäßiges
und nicht Zweckwidriges vom Standpunkte der spezifischen Arbeitsleistung aus angesehen werden kann. Es zeigt sich denn auch, daß
viele Arbeitsverbildungen durchaus nicht auf den Gesamtorganismus
schädigend einwirken, sondern oft nur Hemmungen gewisser Bewegungen bezüglich des Bewegungsumfanges und der dabei aufge-
wandten Arbeitsökonomie mit sich bringen. Nun wäre aber auch zu
denken, daß bei bereits eingetretener Anpassung des Organismus an
die Arbeitsleistung durch bestimmte Verbildungen oder Asymmetrien diese Anpassung durch das Bemühen der Ausgleichsarbeit aufs
neue gestört und der Arbeitsvorgang wie auch die für ihn gewohnte
Ausgabe von Energie in unerwünschter Art verändert würde, was

bei den heute herrschenden Arbeitsverhältnissen nicht als glücklich bezeichnet werden dürfte. So kann z. B. zweckmäßige Anpassung durchaus einhergehen mit Verminderung des Bewegungsumfanges in einem Gelenk und mit einer ganz bestimmten immer wieder auftretenden Intensität der Bewegungsführung. Eine Lockerung dieser durch Anpassung erreichten Verhältnisse führt aber folgerichtig zu Unstimmigkeiten und zwingt zu neuem Suchen nach Anpassung. Hier spielt ein Moment der Ausgleichsarbeit gerade eine wichtige Rolle: sie will möglichst große Beweglichkeit in den Hauptgelenken wieder erzielen, was sich selbst im rein gymnastischen und erst recht im sportlichen Sinne als verfehlt erwiesen hat, weil es die erforderliche Leistungsfähigkeit mindert und selber Schädigungsursache zu werden vermag. Auf der anderen Seite muß auch bezweifelt werden, daß auf verhältnismäßig kurz dauernde gymnastische Betätigung hin ausgleichende Leistungen überhaupt erreicht werden können gegenüber der vielleicht schon jahrelangen täglichen neunstündigen verbildenden Wirkung der Berufsarbeit. Das wird erst recht dann nicht mehr oder kaum noch der Fall sein, wenn es sich um Menschen handelt, die früher bereits genügend Entwicklungsreize erhalten haben, und deren Organismus nun nicht mehr auf solche Reize anspricht. Denn das ist unerläßliche Grundlage für einen Erfolg des Bemühens. Hinzu kommt auf Grund der Lehre von den Körpertypen die Tatsache, daß die einzelnen Typen nur bestimmte, nicht aber immer im behandelnden Sinne erwünschte Reaktionsrichtung beweisen. Das Urteil über die erreichte Wirkung ist daher nicht immer ganz einfach und auch nicht immer einwandfrei.

Bei dieser Art orthopädischer Ausgleichsarbeit bleibt nun immer eine sehr wesentliche Grundlage der gesamten Leistungsfähigkeit und der Widerstandsfähigkeit des Menschen unberücksichtigt. Das ist die Funktion der inneren Organe und der Haut, auf deren Gesundheit und Funktionsgröße entscheidender Wert zu legen ist. Von ihnen hängt der allgemeine Zustand ab; sie tragen ganz besonders zu dem bei, was wir Lebenskraft nennen. Sie vor allem verkümmern beim heutigen Arbeitsprozeß und lassen darum die Lebenskurve herabsinken. Sie werden unfähig, sich plötzlich eintretenden größeren Arbeitsleistungen schnell und sicher anzupassen. Und ihre funktionelle Arbeit kann orthopädisch weder gefaßt noch gefördert werden. So findet die Ausgleichsarbeit nicht nur im Sinne der Ausgleichung muskulärer Asymmetrien, sondern erst recht hier eine absolute Grenze, die sie in ihrem Werte noch zweifelhafter zu machen geeignet ist.

Erwächst dieses Urteil zunächst auch aus der Anwendung der Ausgleichsarbeit gegen eingetretene Schäden, so bliebe immer noch die Möglichkeit übrig, sie vorbeugend zur Verhinderung solcher Verbildungen zu gebrauchen. Aber auch hier muß erst recht darauf hingewiesen werden, daß die Wirkung vorbeugender spezifischer Ausgleichsübungen im Vergleich zu der langen und täglichen Wirkung der Arbeitsbeeinflussung des Organismus so gut wie nichts verspricht. Der Organismus kann bei einer so lang dauernden einseitigen Inanspruchnahme nicht durch orthopädisch geartete Übungen auf einem ebenmäßigen Entwicklungstande gehalten werden. Denn nach meiner festen Überzeugung dürfte es auch in aller Zukunft kaum ein Mittel geben, das eine Anpassung an die Arbeitsanforderungen und damit Asymmetrien und Verbildungen verhindert, und es wird sich niemals als praktisch und nützlich erweisen, diese immerhin zweckvolle Anpassung unterbinden zu wollen. Jedenfalls kann die orthopädisch gerichtete Ausgleichsarbeit als kein Allheilmittel betrachtet werden.

Ist man aber erst der Überzeugung, daß bei der heutigen Arbeitsteilung der Arbeitsprozeß verbildende Einflüsse unabwendbar ausübt, und daß durch sie eine gewisse Anpassung des Organismus erzielt wird, dann verschiebt sich das Problem. Es handelt sich dann nicht mehr um die Frage, welche Arten und Formen der Ausgleichsarbeit empfohlen und angewandt werden können, sondern was für diesen Zweck mehr allgemeinen Nutzen verspricht. Die Entscheidung in dieser Angelegenheit wird gefördert, wenn man einen noch nicht besprochenen Mangel der Ausgleichsarbeit herausstellt, der unvergleichlich viel mehr noch ins Gewicht fällt als die Zweifel an ihrer positiven Leistung überhaupt. Es liegt nun einmal im Charakter orthopädisch zugespitzter Übungen, daß sie nicht allgemeines Bewegen darstellen, sondern nur Teile des Körpers, und zwar in bestimmter Art, zur· Arbeit heranziehen. Wer sich dieser Arbeit, diesem Ausgleich, unterzieht, ist sich also bald auch dessen bewußt, daß er es tun muß oder tut, um Differenzen und Dissonanzen in Körperbildung und -leistung zu beheben. Es ist eine Maßnahme, die geradezu Minderwertigkeitsgefühle vermittelt, namentlich dann, wenn nicht sehr bald Erfolge sich zeigen. Das ist im höchsten Grade unpsychologisch und in unserem Fall, in dem es vor allem heißen muß, die arbeitende Masse für die Idee zunächst zu gewinnen, ganz und gar nicht zu gebrauchen. Was geeignet ist, irgendwelche Depressionen aufkommen zu lassen, muß schon im Interesse der Sache ausscheiden.

Hiermit hängt der wichtigste Faktor aufs engste zusammen. An den Arbeitenden wird bei dem Betrieb der gekennzeichneten Ausgleichsarbeit ein pädagogischer Fehler begangen, den man in der heutigen Pädagogik nicht würde begreifen können. Es spielt dabei keine Rolle, ob es sich um Kinder oder um Erwachsene handelt; nur tritt alles bei Kindern klarer zutage. Was dem bisherigen orthopädischen Turnen in der Schule trotz seiner wechselnden Gestalt, was dem schwedischen Gymnastiksystem trotz seines genialen Aufbaues doch heute beinahe den Garaus macht, ist eben die rein physiologische Einstellung der Übungen, die so radikal ist, daß sie keine andere Seite des Bewegens kennt. Was hier fehlt, ein Faktor, der für alle in Frage kommt, und der eine übergeordnete Bedeutung für unsere Absicht hat, ist die Freude und das lebendige Interesse. Das können die Ausgleichsübungen nicht geben: ihre Absicht ist zu klar, ihre Formung zu starr, ihre Gesamtaufgabe zu einseitig. Ganz allgemeingültig kann man sagen: je schärfer physiologisch Zweck und Sinn abgegrenzt werden, desto weniger ansprechend, desto unlebendiger, interesseleerer, langweiliger, abstumpfender und abstoßender sind die Übungen. Sie müssen vielmehr so beschaffen sein, daß der Übende mit seinem gesamten Empfindungs- und Gefühlsleben mit in die Arbeit hineinbezogen wird. Der Erfolg für den einzelnen wie auch für unsere Absicht gegenüber der großen Masse hängt ja in allererster Linie vom Übenden selber ab, da er durch die Größe der inneren Anteilnahme, durch die Freude an der dargebotenen Arbeit und Bewegung aufs engste mit der Sache verknüpft wird. Es ergibt sich nun als weitere Folge, was der Ausgleichsarbeit gänzlich versagt und doch so dringend nötig ist, soll eine grundlegende Hilfe erwartet werden: der Übende wird von sich aus und soweit wie möglich entweder für sich allein oder in Gemeinschaft mit anderen das fortsetzen und zu erweitern suchen, wozu er angeregt worden ist. Aus Freude an der Bewegung soll und muß jeder selber mithelfen. Das ist die beste Hilfe.

Zu dieser Freude auf Grund von Interesse kann allein die freie Bewegung führen, die zunächst einmal im Spiel ihre häufigste und schönste Form hat. Hier paßt sich in frischer und immer wechselnder Bewegung der Spieler ganz der Situation an und denkt nicht an irgendwie geartete oder vorgeschriebene Bewegung. Zugleich besitzt das Spiel so ausgezeichnete pädagogische, soziale und allgemein kulturelle Werte, daß ihm auch in dieser Hinsicht die führende Stellung gebührt. Aber auch andere Gebiete mit einem gewissen Leistungsstreben wie die Leichtathletik oder auch das Bodenturnen mit seinen Kunststücken der Überschläge, Rollen, Hechtrollen und Salti sind reiche Fundgruben großer, zielgerichteter und doch allgemeiner Körperbewegung, die imstande sind, rechte Freude zu bereiten. Man kann auch daneben, möglichst aber nie für sich allein, eine Art von Körperschule oder Gymnastik gestalten, die keine vorgeschriebenen Bewegungen besitzt, sondern deren einzelne Übungen Lösungen von Aufgaben darstellen, mit denen auch erreicht wird, was sonst nur abstrakte Gymnastik im Sinne orthopädischer Zwecksetzung zu erreichen scheint. Eine solche Aufgabe wäre z. B. für Näherinnen und andere sitzende und gebückt arbeitende Berufsklassen: Drehen aus der Bauchlage in die Rücken- und wieder in die Bauchlage, ohne daß Hände und Füße oder Unterarme und Unterschenkel den Boden berühren. Dadurch wird nicht nur die Sinngebung eine grundsätzlich andere — die Übende ist sofort interessiert und um die möglichst praktische Lösung bemüht —, sondern die Bewegung ist frei von aller Vorschrift und kann es auch sein, weil die Lösung der Aufgabe nur möglich ist, wenn eben die gesamte Rückenmuskulatur in der Bauchlage gehörig kontrahiert wird, während sie in der Rückenlage vorübergehend ihre Abspannung findet.

Der freien, aber ausgiebigen und auch bei aller Kürze häufig auftretenden und mit innerer Wärme ausgeführten Bewegung wird hier ganz im Gegensatz zum bisherigen Betrieb der Ausgleichsarbeit das Wort geredet, weil allein in ihr alle Vorzüge eines wirklich vorbeugenden Mittels enthalten sind: sie regt an und gibt Freude, sie findet bei jedem einzelnen Interesse, sie wirkt sich infolgedessen im Stoffwechsel viel stärker aus, lenkt ab und erfrischt, macht von neuem arbeitsbereit und -willig und hält nicht zuletzt den Körper dauernd auf einer gewissen Höhe der Leistungsfähigkeit, ja, sie kräftigt muskulär und hebt unter Umständen die Funktionsgröße der inneren Organe. Es handelt sich also darum, den Gedanken der allgemeinen körperlichen Erziehung in einem gewissen Ausschnitt fortzusetzen oder wieder anzuwenden und damit biologisch und im engeren Sinne auch physiologisch die notwendigen Forderungen, die der Körper an uns stellt, zu erfüllen. Je jünger der Arbeitende ist, desto wichtiger und bedeutungsvoller wird das für ihn sein, damit er sich die besondere Widerstandsfähigkeit aus einer allgemein vorhandenen Körper- und Organkraft hole, die nötig ist, um den Nachteilen der beruflichen Arbeit möglichst lange standzuhalten oder sie doch abzuschwächen. Selbst für die bereits mit Schäden Behafteten muß diese regenerierende und zugleich erhaltende Arbeit für hoffnungsvoller gehalten werden als irgendeine Ausgleichsarbeit, die in ihrer lokalen Anwendung auch nur lokale, nicht aber umfassende Allgemeinwirkung hervorbringt. Das schließt nicht aus, daß man sie in einzelnen Fällen gut wird gebrauchen können. Zur Gewinnung der Masse, für die pädagogisch und biologisch wertvolle Arbeit an ihr, ist die Ausgleichsarbeit nicht berufen. Dazu bedarf es der freien Bewegung. Nur sie verspricht uns auch an allen Erwachsenen erneute und erfolgreiche körperliche Ertüchtigungsarbeit. Sie käme besonders allen weniger Lebens- und Arbeitskräftigen zugute.

Die Mängel der eigentlichen Ausgleichsarbeit sind teilweise auch in der Praxis stillschweigend anerkannt worden, indem man die ursprünglich ausschließliche Form der orthopädischen Übungsgestaltung zum Teil aufgegeben hat, um eine allgemeine Körperschule (früher Freiübungen genannt) zu treiben und Laufen, Springen, Spielen usw. hinzuzusetzen. Damit ist der Charakter der Ausgleichsarbeit völlig abgebogen worden. Sie ist nun nicht mehr Ausgleichsarbeit, da in ihr im wesentlichen nichts anderes mehr enthalten ist als das, was im Schulturnen oder im Vereinsturnen auch getan wird. Man hat also in der Praxis teilweise die besondere Zielsetzung verlassen, um eine allgemeinere aufzunehmen, was nur begrüßt werden kann. Der Name „Ausgleichsarbeit" muß dann aber auch fallen, da sonst alles, was auf körperlichem Erziehungsgebiete getan wird,

Ausgleichsarbeit wäre. Und wir lassen uns gar nicht einfallen, Betätigung des normalen und gesunden Kulturmenschen mit einem Minderwertigkeitsbegriff zu belegen.

Alles das hat sich aus der pädagogischen Erfahrung mit Sicherheit ergeben. Daran ändern Erfolge mit kleinen Gruppen nichts. Denn das Problem ist ein großes, die Allgemeinheit betreffend: wie ist es möglich, die Masse aller Arbeitenden möglichst vor Berufsschädigungen zu bewahren? Und in dieser Hinsicht sind darum auch umfassende volkserzieherische Maßnahmen zu ergreifen, die nicht in der Lösung zunächst unwichtiger Fragen in kleinen Gruppen, noch dazu vielleicht mit besonderen Voraussetzungen zu suchen sind. Gewinnen heißt Freunde und Anhänger machen. Und das ist nach der Reduzierung der Arbeitsbewegung heute auf eine bestimmte, oft mechanisch tausende Male am Tage zu wiederholenden Leistung nur durch die freie Bewegung zu erreichen, in der der ganze Mensch selber frei wird, sich loslöst von der sonstigen völligen Gebundenheit seiner gesamten Einstellung und Bewegung.

Gewiß erfordert die Durchführung dieses Gedankens vielleicht etwas weitergehende Mittel. Freie Bewegung kann sich nicht mit kleinen Räumen begnügen, die ohnehin in keiner Weise dem Gedanken der modernen Hygiene entsprechen. Dachplätze, möglichst mit Gittern versehen, können dagegen fast überall angelegt werden, sollten aber bei Neubauten nirgends mehr fehlen, selbst wenn der Architekt aus seiner Gebundenheit heraus den Dachgarten verdammen sollte. Hier kann gespielt werden, Bälle fliegen nicht hinunter, jeder kann sich nach Maßgabe und Anweisung in Licht und Luft tummeln. Das erscheint als das Erstrebenswerteste. Für schlechte und ungünstige Witterung müßte allerdings ein Raum zur Verfügung stehen, in dem die Belegschaft seelisch und körperlich sich durch spielerische Betätigung erholen kann. Grüne Rasenplätze werden natürlich das Beste und Schönste sein. Ihre Größe läßt entweder auch große Spiele zu oder aber doch die gleichzeitige Betätigung von großen Massen, was unter Umständen für die Einteilung der Arbeitszeit von Bedeutung sein wird.

Erfolg kann aber nur erwachsen, wenn auch für die Zeit solcher Betätigung die Kleidung gewechselt, leichte Turn- und Sportkleidung angelegt und hinterher der Körper schnell geduscht und gesäubert wird. Das bedarf an dieser Stelle keiner Begründung; sie ist selbstverständlich. Aber die praktische Durchführung wird nicht immer leicht sein. Das hindert uns nicht, die Forderung als eine unbedingt notwendige zu stellen.

Da die ganze Frage eine wesentlich pädagogische ist, so dürfte einleuchten, wie wichtig es ist, gerade zu Anfang eine pädagogisch und körperlich geschulte Persönlichkeit mit der Einführung und Anweisung zu betrauen. Zu Beginn dürfen keine Unterlassungssünden in dieser Richtung begangen werden. Denn der Anfang entscheidet über alles. Eine Frage sekundärer Art wird es sein, ob später nach Festwurzelung solcher Maßnahmen ohne geschulte Leitung erfolgversprechende Betätigung sichergestellt werden kann.

Es ist bei den letzten Erörterungen als selbstverständlich unterstellt worden, daß während der Arbeitszeit eine derartige Sport- und Spielpause eingeführt werde. Wie wichtig sie ist, geht auch aus anderen Beiträgen hervor. Daß sie in die Arbeitszeit hineingelegt wird, soll gerade zu dem für Arbeitgeber wie für Arbeitnehmer wünschenswerten Erfolg führen, daß etwa nach der Hälfte der gesamten Arbeitszeit wieder frische, frohe Menschen erneut an die Arbeit gehen. Und dazu genügt nach der Erfahrung schon eine Zeit von 15—20 Minuten. Es ist gar nicht zweifelhaft, daß der durch diese Zeit anscheinend eintretende Verlust völlig wieder aufgeholt, wahrscheinlich überboten wird. Was aber wichtiger ist, das ist, daß die Arbeitskraft des einzelnen dem nationalen Wirtschaftsleben länger erhalten wird als ohne solche tägliche Auffrischung. Der Anschluß derartiger vom Betriebe eingerichteten sportlichen Betätigung an die Arbeitszeit kann grundsätzlich nicht als gleich wirkungsvoll anerkannt werden, wenn sie auch unter allen Umständen mit großer Freude vermerkt wird. Es ist auch nach der heutigen Auffassung in der Arbeiter- und Angestelltenschaft ohne Zweifel eine schwierige Frage, wie einmal alles Mißtrauen gegenüber solchen bestgemeinten Maßnahmen zu beseitigen wäre und wie zum anderen die äußerst bedauerliche negative Einstellung zu jeder wahren Körperpflege eine wahrhaft positive und in Freude und Selbstverständlichkeit durchgeführte persönliche Körperkultur werden könnte. Unentwegte Aufklärung und, es wird wiederholt, pädagogisch-psychologisch richtige, packende, mitreißende körperliche Arbeit werden doch endlich Früchte tragen. Besonders wird aber in der Schule von klein auf und auch später in der Fortbildungs- und Berufsschule an dieser Aufklärung gearbeitet werden müssen. Denn der Gedanke muß immer mehr Platz greifen, daß aller Sport betrieben werden soll zur Ablenkung, zur Erholung, zur Freude. Sport soll und muß nicht gleichbedeutend sein mit Rekord, obwohl in ihm für die Jugend nahezu gebieterisch der Gedanke des Leistungsvergleichs liegt. England ist ein prachtvolles Beispiel für den Sport im Sinne der Erholung und Abspannung, der Erfrischung. So soll er auch bei uns betrieben werden, nicht tändelnd, nicht spielerisch, aber ohne den „blutigen" Ernst des höchsten Leistungsstrebens. Auch die Furcht vor weiterer kapitalistischer Ausnutzung muß sorgsam zu bekämpfen versucht und die Sinngebung als eine rein menschliche, sozialhygienisch und wirtschaftlich allgemein notwendige klargelegt werden. Guter Wille auf beiden Seiten kann uns allein dahin bringen, daß wir in Zukunft alle die Maßnahmen durchführen können, die im nationalen Interesse als so dringend sich erweisen. Möchten Arbeitgeber wie Arbeitnehmer recht bald die gemeinsame Ebene dazu finden!

Psychologische Überlegungen zur Frage der Sportpause.

Von Dr. H. Sippel,
Leiter der Psychologischen Forschung an der Deutschen Hochschule für
Leibesübungen, Berlin.

Der Gedanke, zwischen die Berufsarbeit in gewerblichen Betrieben Pausen einzuschalten, die durch gymnastische Betätigung
ausgefüllt sind, erschien bei seinem ersten Auftauchen als der blitzende
Stein der Weisen, der mit einem Schlage alle Schwierigkeiten wegzu-
räumen imstande wäre. Und man wurde unliebsam enttäuscht und
sprach von Undankbarkeit und Engstirnigkeit der Arbeiterschaft,
als sie die geplante Maßnahme in weitem Umfange ablehnte.

Diese Ablehnung scheint nicht auf irgendwelche agitatorische,
demagogische Beeinflussung zurückzuführen, sondern in tieferen
Ebenen begründet zu sein.

Bei Erörterung der Gründe, die zu der Haltung der Arbeiterschaft
führten, mag es angebracht erscheinen, zuerst nach den Gedanken-
gängen zu fragen, die bei dem Entwurf jenes Planes von Sportpausen
Pate gestanden haben.

Die Grundanschauung, der Ausgangspunkt, ist zweifellos eine
werkegoistische Einstellung, die bis zu einem gewissen Grade für
einen lebensfähigen Betrieb unerläßlich ist, nämlich: die Arbeits-
fähigkeit der Beschäftigten auszunutzen, sie möglichst lange im
Laufe des Arbeitstages auf ihrer Höhe zu erhalten und alles un-
wirksam zu machen, was die Schaffenskraft des Arbeiters beeinträchtigen könnte.

Die Erfahrung hat gelehrt, daß Pausen neben einem Übungs-
verlust auch in weitem Maße eine erholende Wirkung bringen, die
bei richtiger Wahl des Zeitpunktes und der Dauer überwiegt und
die Arbeitsfrische — wenigstens zum Teil — wieder herstellen kann.
Das alte Verfahren, in die Arbeitszeit Pausen einzuschalten, in denen
sich der Arbeiter selbst überlassen blieb, wurde durch die Ideenwelt
der Rationalisierung dahin abgeändert: die freie Zeit der Pause
sollte besonders produktiv gestaltet werden durch Ausfüllung mit
einer Betätigung, die der Einfachheit halber vorläufig kurz als
„Leibesübungen" bezeichnet sein mag. Bei der Durchführung dieser

Maßnahme glaubte man, auch das kleinste Zeitteilchen nicht mehr der Selbstbestimmung und Selbstbesinnung des Menschen überlassen zu dürfen, sondern die Pause sollte einzig und allein im Hinblick auf die nachfolgende Leistung „nach wissenschaftlichen Erkenntnissen" forciert-erholend gestaltet werden. Als Mittel wählte man die Leibesübungen, indem man eine leichtfertig und reklamehaft in die Welt gesetzte Behauptung aufgriff, die durch ihre Unbewiesenheit einen nicht ungefährlichen Aberglauben darstellt: daß nämlich Leibesübungen — und was man dafür ausgibt! — in jeder Form und zu jeder Zeit und in allen Lebenslagen Gesundheit und neue Kraft zu geben und zu erhalten imstande seien, auch Mittel wären, körperliche und geistige Schäden auszugleichen.

Bei der kritiklosen Annahme dieser Behauptungen und ihrer Verwendung in der Betriebskalkulation scheint Naheliegendes primitiv übersehen oder jedenfalls nicht nachgeprüft worden zu sein: Es hat sich nämlich einmal herausgestellt, daß Leibesübungen durchaus nicht in jeder Form erholsam sind. Und es ist zweitens eine rein rechnerische Angelegenheit, theoretisch zu prüfen, ob die wenigen Minuten „Ausgleichsgymnastik" imstande seien, jene Schäden wettzumachen, die durch stundenlange einseitige Berufsbeanspruchung entstanden.

Es könnte nach dem Gesagten erscheinen, als sei es das einzig Richtige, jeden Versuch zu unterlassen, in irgendeiner Form Leibesübungen in die Arbeitspause hineinzuorganisieren, — wenn nicht gewisse Erfahrungstatsachen darauf hinwiesen, daß doch in jenem Plan von seiten des Arbeitgebers ein beachtenswerter Gedanke steckt. Einmal nämlich muß festgestellt werden, daß oftmals die Arbeiter in den Pausen von sich aus Leibesübungen — manchmal in recht unansehnlicher Form, z. B. ein Fußballspiel mit einem Bündel Lumpen oder einer Konservenbüchse — improvisieren; und dann, daß diese Art von Leibesübungen erwiesenermaßen einen bemerkbaren Erholungswert hat.

Welches ist nun das Problem, das hier zutage tritt?

*　*　*

Der Fehler, der unzweifelhaft auf dem nicht immer leicht zugänglichen psychologischen Gebiete liegt, wird nun noch verdeckt durch jene Unklarheit der verwendeten Begriffsbezeichnungen, die oft wahllos ein und denselben Namen für wesensverschiedene Erscheinungen als gemeinsame Worthaube verwenden.

Bei jedem ernsthaften Gedankenaustausch ist es nicht nur eine bloße Sitte, sondern notwendig, sich vorerst über den Umfang und den Inhalt jener Begriffe klar zu werden, die bei einer Auseinandersetzung verwendet sind. Selbst bei jenen Fachbezeichnungen, die durch langen Sprachgebrauch eine Eindeutigkeit scheinen, wird jene genannte Gepflogenheit nicht immer entbehrt werden können, da

3*

sich gezeigt hat, daß lebendige Entwicklung der Dinge häufig Sinnverschiebungen mit sich bringt.

Es sollte bei unsrer Frage nicht anders sein. Was versteht man eigentlich unter Leibesübung oder Gymnastik o. ä.? Es dürfte auffallen, daß ein Name für das Gesamtgebiet weder in der deutschen, noch — soweit uns bekannt ist — in einer fremden Sprache gefunden wurde; ein Name natürlich, der sowohl eine wissenschaftlich gesicherte Begründung wie auch sprachlich gute Form erhalten hätte.

Man könnte als Einwand hinweisen auf jene Bezeichnung „Leibesübung", die auch in amtlicher Anwendung Gebräuchlichkeit gewonnen hat. Es dürfte aber nicht schwer sein nachzuweisen, daß der Name „Leibesübungen" den gemeinten Begriff stark einengt; ferner in zahlreichen Fällen gar nicht zutrifft und schließlich mehr eine Forderung als eine erwiesene Feststellung enthält.

Sieht man die Berechtigung dieser Kritik ein, so drängt sich die Notwendigkeit einer einwandfreien Bezeichnung auf, die gleichzeitig eine psychologische Erkenntnis ist.

Will man die Lösung einer Namensgebung in Angriff nehmen, dann dürfte klar sein, daß die k ö r p e r l i c h e Sphäre, durch die das in Frage stehende Gebiet betont gekennzeichnet ist, in dem zu schaffenden Ausdruck Erwähnung finden muß. Das Merkmal des Körperlichen ist jedoch nicht das einzige Wesentliche. Es gilt, die weiteren aufzuspüren und zu bezeichnen. Wodurch erhält das von uns Gemeinte aber seine besondere Erscheinung?

Wenn wir an einen sportlichen Lauf denken und damit den Lauf eines Menschen vergleichen, der verfolgt wird oder der hinter einer Straßenbahn herläuft, um sie nicht zu versäumen, um rechtzeitig zur Arbeit zu kommen, so fühlen wir, daß sich diese Arten von Lauf grundlegend voneinander unterscheiden; wir ahnen gleichzeitig, daß weder Aschenbahn oder die Sporthose den ersten Lauf als etwas Besonderes erscheinen lassen. Es ist auch nicht der Ort, der etwa die ausschlaggebende Betonung verleiht, sondern es ist ein allgemeiner Eindruck, der sich uns mitteilt, der von dem Ausübenden selbst auszugehen und über seine Einstellung bei dieser besonderen körperlichen Betätigung ein Zeugnis zu geben scheint. Es ist das, was wir vorschlagen möchten, als p s y c h i s c h e Atmosphäre zu bezeichnen.

Will man versuchen, Merkmale dieser psychischen Atmosphäre zu erkennen, so dürfte sich die freiwillige Wahl, die durch keinen irgendwie gearteten fremden Zwang erreicht wurde, als erstes aufdrängen; ferner ist es aber auch der Eindruck des eigentlich Bedeutungslosen, des Zweckfreien der Betätigung, des Nicht-ernst-gemeintseins — was alles zusammen diese psychische Atmosphäre zu bilden mithilft.

Eine Handlung nun, die in einer solchen Atmosphäre der Freiwilligkeit und des Zweckfreien abläuft, nennen wir Spiel. Wollen

wir auf Grund dieser vorläufigen und schnell erfaßten Merkmale und
Erkenntnisse es wagen, einen Namen zu bilden, so dürften wir vielleicht das, was sonst als Sport, Turnen, Gymnastik, Leibesübung
gesondert aufgeführt wird, mit einem gewissen Anspruch auf Richtigkeit gemeinsam als Körperspiel bezeichnen.

Gegen einen solchen Ausdruck könnte sich gerade bei uns Deutschen die sog. und weitverbreitete „ernste Lebensauffassung" richten,
die in allem schwere und unmittelbar in Werte umzusetzende Zwecke
sieht und gerade in heutiger Zeit unter billigem Hinweis auf die wirtschaftliche Notzeit im Spiel etwas Unerlaubtes, eine Versündigung
gegen die Anforderungen des Lebens selbst sieht.

* * *

Für uns besteht jedoch allein die Notwendigkeit, ohne jedes
Vorurteil zu prüfen, ob die vorgeschlagene Bezeichnung Körperspiel berechtigt ist; tatsächlich das Wesentliche dessen umfaßt, was
die genannte psychische Atmosphäre ausmacht.

In dem Begriff Spiel steckt ein Gegensinn. Spiel ist, wie unser
erstes Beispiel zeigte, ein Gegensatz zur Arbeit. Nicht etwa im Sinne
von Nichtstun, im Sinne jenes viel zu oberflächlich benutzten Wert-
urteils Faulsein. Spiel ist durchaus keine Untätigkeit. Allerdings
entbehrt es jener Gebundenheit an einen stets verwendbaren und
wirtschaftlich verwertbaren Zweck, entbehrt des unmittelbar Nütz-
lichen, was häufig leider auch bei der Aufstellung von Erziehungs-
und Lehrzielen der einzige Richtungsweiser ist. Das Spiel ist keine
Wirtschaftswerte-schaffende Arbeit — weil es das einfach seinem
Wesen nach nicht sein kann, nicht sein „will".

Jener Mensch unseres Beispiels, der hinter der Straßenbahn her-
hetzt, um pünktlich zur Arbeit zu kommen, leistet mit diesem Lauf
wirtschaftlich zu wertende Arbeit: er verdient ja damit das Geld,
das ihm bei Unpünktlichkeit vom Lohne abgezogen würde. Der
Läufer auf der Aschenbahn dagegen kennt diese Bindungen nicht:
es ist für seinen Wochenlohn oder für seine wirtschaftlichen Erfolge
vollkommen gleichgültig, ob er 500 m oder 10000 m, ob er schnell
oder langsam läuft; er kann aufhören zu laufen, wann er will. Die
Freiheit des Entschlusses beim Spiel steht dem Zwang
des Zweckes bei der Arbeit entgegen.

Es mag nicht uninteressant sein zu beobachten, wie stark dieses
Merkmal des Zweckfreien gefühlsmäßig als selbstverständlich zum
Wesen des Körperspiels gerechnet wird; und wie diese Auffassung
bei gewissen merkwürdigen, sonst anders nicht gut erklärbaren Bestimmungen zum Ausdruck kommt. Als Beispiel können wir auf die
sog. Amateurbestimmungen hinweisen, die einer logischen Bindung
zu entbehren scheinen. Diese Vorschriften verbieten ohne stich-
haltigen Grund, daß mit der Ausübung des Körperspiels Geld verdient werden darf. Wer es doch tut, wird aus bestimmten Gesell-

schaftsschichten ausgeschlossen. Es gibt keine andere Erklärung als
die, daß der Mensch eben hier spielen soll, nicht arbeiten; gewissermaßen einen Sonntag für die Seele einschieben. (Wobei darauf hin-
zuweisen wäre, daß die Vorschrift der Sonntagsruhe eine vollkommen
gleichartige Erscheinung ist, die nur mit anderen, nämlich religiösen,
Gründen, gestützt wird.)

Der Begriff des Spieles ist aber noch außer durch das Merkmal
der Zweckfreiheit im Gegensatz zur Zweckgebundenheit der Arbeit
nach einer anderen Richtung hin ein Widersinn.

Wir möchten das Beispiel des Laufes hinter der Straßenbahn
her noch weiter benutzen. Ohne weltfremd oder phantastisch zu
werden, kann man sich sehr wohl denken, daß ein solcher Lauf nicht
nur eine gelegentliche Unbequemlichkeit darstellt, sondern zu einem
Verzweiflungslauf, ja, wenn wir wollen: zu einem Verzweiflungslauf um das Leben werden kann. Wir brauchen nur solche Zeiten
wie die augenblicklichen anzunehmen, in denen Unpünktlichkeit bei
der Arbeit als Grund zu fristloser Entlassung genommen werden
kann; diese Entlassung bedeutet Arbeitslosigkeit; in gewissen Fällen:
Vernichtung der Existenz.

Sind wir geneigt, auf Grund dieser Zusammenhänge jeden solcher
Läufe als eine Reaktion auf mehr oder weniger unmittelbare Lebens-
bedrohung anzuerkennen, so müssen wir sagen, daß dieser Lauf
außer in zwangsmäßiger Zweckgerichtetheit noch in der Atmosphäre
drohenden Ernstes stattfindet. Es gehört nun mit zu den unerläß-
lichen Merkmalen des Spiels, daß es Spaß ist. Der Lauf auf dem
Sportplatze, wenn er Körperspiel ist, muß daher dieses Merkmal
des Spaßes, des Nicht-ernst-gemeint-seins tragen. Und tatsächlich
ist es so: auf dem Sportplatz läuft keiner um sein Leben, wenn diese
Form der körperlichen Betätigung nicht durch wesensfremde Motive
verfälscht wurde.

Das Wesentliche dieser Überlegung könnte vielleicht dahin zusammengefaßt werden, daß das Körperspiel seinen Namen dadurch
rechtfertigt, daß es zweckfrei, betont abseits und im Gegensatz steht
zu wirtschaftlicher Arbeit; daß es ferner nicht aus einem Zwang zur
Verteidigung lebenswichtiger Interessen des Beteiligten erwächst.

*   *
*

Das Entscheidende bei diesen Überlegungen ist jedoch die Frage
nach dem subjektiven Erleben, das durch die psychische Atmosphäre
des Körperspiels bedingt wird.

Bei der Beantwortung ist zweierlei zu unterscheiden: die psychische Stimmung während des Spielablaufes und die seelische
Verfassung nach dem Spiel.

Eine auffällige Erscheinung bei jedem Spiel ist die Spielregel.
Sie kann sich in verschiedener Form darstellen. Beim Gerätturnen
sind es die Vorschriften für eine besondere, oft künstlich anmutende

Haltung oder für bestimmte Bewegungsabläufe; beim. Fußball die Aufgabe, den Ball in das „Tor" von bestimmten Ausmaßen zu schießen; beim Boxen den Gegner nur innerhalb bestimmter Körperpartien mit vorgeschriebener Handhaltung zu treffen u. ä.

Diese Spielregeln erfüllen alle den Zweck, ein sehr sorgfältig abgewogenes Maß von Schwierigkeiten zu schaffen, die den eigentlichen Reiz des Spieles ausmachen. Jedes gute Spiel ist gekennzeichnet durch die feine Abmessung seiner Spielregel: die Aufgabe, die damit gestellt wird, ist einerseits nicht einfach „aus dem Handgelenk" zu erfüllen; andererseits aber auch nicht ganz unlösbar. Die gute Spielregel gibt sowohl schon dem Anfänger Erfolgsaussicht als auch dem Könner noch Probleme. Oder anders gesagt: die Spielregel muß von dem Spieler, auf welcher Fertigkeitsstufe er auch stehen mag, Leistungen fordern, die oberhalb seines alltäglichen Könnens liegen; Leistungen, die nicht mit bloß optimaler Kraft zu erreichen sind, sondern Hochleistungen darstellen; Leistungen, deren Gelingen eine festliche Lebensermutigung darstellt: ein Erlebnis.

Die Spanne zwischen der gewöhnlichen Leistung, die keinen Zweifel mehr kennt, und den Vorschriften der Spielregel, die einen Mißerfolg sehr wohl möglich macht, löst beim Spielenden nun jenen lebensfrohen, mutigen Spannungszustand aus, der von einer ganz hervorragenden psychischen und pädagogischen Bedeutung ist: er ist jener Reiz, der die Ursache für die Mobilisierung auch der selten gebrauchten Kräfte ist; der die besondere psychische Atmosphäre der biologischen Wichtigkeit in das Leben der gewohnten Mittelmäßigkeit trägt. Und sollten die Beobachtungen, daß durch ein gutes Körperspiel neue Lebenskräfte wachgerufen würden, auch der strengsten Nachprüfung standhalten, dann dürfte man unter Benutzung eines Wortes aus der Medizin jedes Körperspiel als eine Form vitaler Reiztherapie ansprechen, als einen Regenerationsvorgang umfassendster Wirkung.

Das Merkmal der Spielregel, Hindernisse zu fordern, unterstreicht noch einmal besonders den Gegensatz zwischen Spiel und Arbeit. Während jede wirtschaftliche Zweckrichtung die Bedingung stellt, jedes Hindernis zu beseitigen, das den Ablauf des Arbeitsganges aufhalten könnte; also den Grundsatz weitestgehender Kraftsparung durchführt: mit möglichst geringer Kraft auf kürzestem Wege den größten wirtschaftlichen Effekt zu erreichen — befolgt das Spiel gegenteilige Weisungen: das Spiel, auch das Körperspiel, baut sich auf der Forderung des freiwillig gewählten Umweges auf, der absichtlich gesuchten oder gar geschaffenen Schwierigkeit, und bedeutet so im Gegensatz zur Kraftsparung der Arbeit eine Kraftverschwendung — im Hinblick auf wirtschaftlich verwendbare Werte. Zur Unterstreichung dieser Unterschiedlichkeit in der inneren Struktur mag folgendes Beispiel angeführt werden: beim sportlichen Hürdenlauf besteht der besondere Reiz darin, daß man auf der hindernisfreien Bahn künstlich wieder Hindernisse, nämlich die Hürden schafft; die Beteiligten also zu einer (durchaus vermeidbaren) Kraftausgabe einlädt. Ein solches Verfahren gälte bei jeder Arbeit als Irrsinn; es fiele keinem Schmied ein, etwa zwischen Feuer und Amboß auch nur einen Balken zu legen, über den er klettern müßte.

Diese freiwillige Kraftverschwendung bedeutet für den Spieler an sich ein bedeutungsvolles Erlebnis, einen biologischen Wert, der wissenschaftlich als Funktionsfreude sehr wohl bekannt ist, den man sonst mit Namen wie Übermut, Lebensfreude oder Unternehmungslust zu umschreiben sucht. Ein Zustand jedenfalls, der Bindungen an wirtschaftliche Werte, an Kummer und Sorgen nicht zuläßt und bestehende löst; ein Zustand, der nur in einer besonderen Atmosphäre möglich ist, die dem alltäglichen Leben gegenüber nichts anderes als eine „Luftveränderung" darstellt und die Beteiligten zu „anderen Menschen" macht.

Und hier ist der Punkt gegeben, von dem aus eine Beantwortung der zweiten Frage, der nach der seelischen Wirkung versucht werden muß.

Vor jeder theoretischen Erörterung mag auf das Ergebnis von Untersuchungen hingewiesen sein, die ein durchaus gleiches Problem behandelten[1]. Es war die Aufgabe gestellt, den Erholungswert einer Schulturnstunde festzustellen, die zwischen anderem Unterricht lag; ein Merkmal, das den Namen einer Sportpause rechtfertigen würde. Als Ergebnis wurde gewonnen, daß nach einer Turnzeit von 35 bis 40 Minuten bei 70—80% aller Versuchspersonen eine nicht nur schnell vorübergehende Leistungssteigerung eintrat. Ein Ergebnis, das kühl physiologisch unerklärt bleibt, wenn nicht eine psychologische Deutung zu Hilfe kommt: der Sitzzwang und die unliebsamen Anforderungen des Unterrichts, der Disziplin einerseits; der natürliche Bewegungstrieb und die Interessenrichtungen des Kindes andererseits erzeugten einen depressiven Spannungszustand, der sich als Unaufmerksamkeit, Teilnahmslosigkeit und Arbeitswiderwillen zeigte. Die Turnstunde, die den Triebrichtungen des Kindes entsprach, die jene psychische Atmosphäre des Zweckfreien und Sorglosen gab, löste jene depressiven Spannungen und stellte, nicht etwa neue Arbeitskräfte, sondern neuen Arbeitswillen her. Und das Problem jeder fortlaufenden, längerdauernden Arbeit ist nicht so sehr — in der Schule wie in der Wirtschaft — ein Problem der Arbeits**fähigkeit** wie vielmehr ein Problem der Arbeits**willigkeit!**

Eine Erholung ist psychologisch demnach nichts anderes als ein Ausgleich jener depressiven Spannungen zwischen ichwertigen Strebungen und ichfremdem Zwange durch ein Abreagieren in einer Sphäre, die nicht die Bindungen durch außenliegende Zwecke kennt.

---

[1] Sippel, H.: Leibesübungen und geistige Leistung, 2. Aufl. Berlin: Weidmannsche Buchhandlung 1927.

Durch eine solche Deutung ist der Erholungswert des Spieles, sein psychotherapeutischer Sinn, betont. Ein Wert, der wissenschaftlich nur ein Verborgenes-Veilchen-Dasein führt, der aber durchaus erkannt und auf den in anspruchslosen Ratschlägen hingewiesen wird. Jeder weiß instinktiv, daß nur dann eine Freizeit wirklich Erholung bringt, wenn sie eingebettet ist in die psychische Atmosphäre der Sorglosigkeit, der Entbundenheit von allen geschäftlichen Sorgen und Zweckbindungen und strengen Zwecksetzungen.

Das Körperspiel schafft durch sein ganzes Wesen diese Atmosphäre der Zweckfreiheit, der Sorgenfreiheit und gehört dadurch mit zu den köstlichen Geschenken, die die sonst erbarmungslose Natur dem Menschen anweist: zu den „Naturschutzparks der Seele", zu den Sonn- und Feiertagen, zu den Urlaubszeiten, zu den Arbeitspausen, zu denen der gehetzte Mensch entlassen wird — entlassen werden m u ß!

* * *

Wenn diese Ausführungen übertragen werden auf den besonderen Fall der Industriearbeit, so darf — mit all der Einschränkung, die jeder Vernünftige von sich aus vornimmt — gesagt werden, daß diese Arbeitsmethode, die kaum einen „Spiel"raum (!) zur Betätigung eigener Strebungen läßt, notwendig einen depressiven Spannungszustand erzeugt, der sich je nach der Intelligenz und dem Temperament des „Industriesklaven" in einer mehr oder weniger ausgeprägten Gegenstellung zu seiner Arbeit äußert. Aus dieser Grundeinstellung heraus ist auch die „amoralische" Neigung zu erklären, möglichst bald ohne Verzögerung nach Arbeitsschluß die Arbeitsstätte zu verlassen, um — aus jener psychischen Atmosphäre des ichfremden Zwanges herauszukommen.

Die Feststellung, daß die deutsche Arbeiterschaft heute in vielen Fällen soweit ist, jede Maßnahme von der Werkleitung aus mit erheblichem Mißtrauen, wenn nicht mit von vornherein grundsätzlicher Ablehnung zu betrachten, darf als nicht übertrieben gelten. Eine Einführung von Leibesübungen in den Arbeitspausen der Industrie unter der üblichen Form, nämlich gymnastische Bewegungen nach mehr oder weniger ausgeprägtem Kommando, muß als ein durchsichtiges Mittel zur Vorbereitung neuen Arbeitsertrages betrachtet werden und — nicht nur als tatsächliche Beraubung der persönlichen Freiheit und als Betrug um die Pause, sondern als Sinnlosigkeit. Hier fehlt jenes Kennzeichen der Spielatmosphäre, die Zweckentbundenheit, gänzlich. Und eine Erholungswirkung aus den oben gekennzeichneten Gründen, nämlich durch die Beseitigung jener effektmindernden Spannungen, kann hier bestimmt nicht erreicht werden. Eine Entspannung, eine Restitution der Persönlichkeit, tritt nur da ein, wo das versöhnende Bewußtsein, Gefühl, Erleben vorhanden ist, jetzt seinen eigenen urpersönlichen Neigungen zu leben, abseits allen Zwanges und (subjektiv) entbunden den Zwecken der Arbeit.

Der Gegenpol zum Begriff der Arbeit sind Pause, Spiel, Erholung; alle drei gekennzeichnet durch das Merkmal des Rechtes auf Selbstbestimmung in der Atmosphäre der Zweckfreiheit.

* * *

Mit der Gleichreihung dieser drei Inhalte gewinnt die Bedeutung des Körperspiels eine neue Erweiterung. Der Begriff der Sportpause ist nun nicht nur aufzufassen im Sinne einer Pause zwischen der Arbeit, sondern im Sinne einer Lebenspause, die ein integrierender Bestandteil des Daseins überhaupt ist. Das Körperspiel soll sein — wie es oben gesagt wurde — ein Feiertag, eine Feierschicht zwischen den ichfremden Forderungen der Wirklichkeit. Die Erholung, die das Körperspiel gibt, besteht neben durchaus zugegebenen günstigen Wirkungen physiologischer Art, besonders aber in jener geschilderten Wirkung der veränderten psychischen Atmosphäre, einer seelischen Luftveränderung, deren meteorologischen Schwester gleichfalls ein besonders tiefgreifender wohltuender Einfluß auf den Menschen zugeschrieben wird.

Arbeitgeber und Leibesübungen.

Maßnahmen und Erfahrungen.

Von F. W. v. d. Linde, Berlin.
Vereinigung der Deutschen Arbeitgeberverbände.

Wenn die Deutsche Gesellschaft für Gewerbehygiene auf die Tagesordnung einer ihrer Jahreshauptversammlungen das Thema: „Arbeit und Sport" gesetzt hat und Wissenschaft und Wirtschaft sich zur weiteren Bearbeitung zusammenfanden, so zeigt auch diese Tatsache, daß die für die Fragen der Volksgesundheit, der Gewerbehygiene, der betrieblichen und allgemeinen Sozialpolitik maßgebenden Kreise die Bedeutung der Leibesübungen für den arbeitenden Menschen in den vielseitigen Wechselbeziehungen zwischen Arbeit und Sport erkannt haben. Sicherlich ist die stürmische Aufwärtsentwicklung des Sportes in Deutschland während des letzten Jahrzehnts als naturnotwendige Reaktion gegen Kriegs- und Hungerjahre, als Auflehnung breiter Volksschichten gegen die Schäden unserer Zeit zu werten. Gleichzeitig zwangen aber die äußeren und inneren Belastungen alle verantwortlichen Stellen, Mittel und Wege zu erforschen und zu weisen, das wertvollste Gut des Menschen, die Arbeitskraft, zu erhalten und zu stärken, um der schweren Aufgabe Herr werden zu können. Wie so oft in der Geschichte unseres Volkes mußte auch in diesem Falle erst bittere Not lehren, daß die Maßnahmen zur Wiedererlangung der Gesundheit, die ungeheuren Aufwendungen für Kranken-, Siechen- und Arbeitshäuser, für Lungenheilstätten, Trinkerasyle sowie die Sozialversicherungen und dgl. einerseits wesentlich eingeschränkt, andererseits aber auch ergänzt werden können und müssen durch Vorkehrungen zur Gesunderhaltung, durch vorbeugende Fürsorge, denn diese spart Leiden, Zeit und Geld. Ein Mittel dieser Wohlfahrtspolitik sind sinnvoll und zweckmäßig betriebene Leibesübungen.

Die für unser gesamtes Volksleben so bedeutungsvollen Entwicklungen der Sportbewegung zu verfolgen und die aus den gewonnenen Erkenntnissen erforderlichen Entschlüsse zu fassen, haben die Spitzenorganisationen der Industrie und Wirtschaft seit Jahren als eine ihrer Aufgaben betrachtet. Sie haben Verbände und Firmen auf die Bedeutung des Problems nachdrücklichst hingewiesen, haben maßgebende Führer des deutschen Sportes zur Unterrichtung und Propagierung in ihren Reihen zu Worte kommen lassen und, eingedenk des Hindenburg-Wortes: „Förderung der Leibesübungen ist Dienst am Vaterlande", in ihren Spitzen und Gliederungen weitgehende Unterstützungsaktionen beschlossen. Sie schufen zahlreiche und vorbildliche Einrichtungen zum Besten des Volkswohls und der Wirtschaft, worüber die breitere Öffentlichkeit im allgemeinen nur wenig unterrichtet ist. Obwohl die für diese Arbeit erbetenen Berichte nur von einem Teil, allerdings einen sehr wichtigen, der in Frage kommenden Unternehmungen zur Verfügung standen, gewährt das Material doch einen so weitgehenden Einblick in das gesamte Gebiet, daß neben einer Schilderung und Aufzählung der Einrichtungen und Maßnahmen, der einzelnen Methoden und der organisatorischen Bildungen auch über die Beurteilung und Erfahrungen der Praxis berichtet werden kann.

Dem Sinn des Themas entsprechend scheiden aus der Betrachtung ohne weiteres verschiedene Sportarten aus, die lediglich mit überdurchschnittlichem Aufwand an Zeit und Geld, wie Reiten, Jagd, Polo, Golf und Autosport, betrieben werden können. Auch sind nicht einbezogen Kricket, Rugby und Fechten, da für diese Gruppen die Kennzeichen und Voraussetzungen des Volkssportes fehlen oder noch nicht gegeben sind. Von den Ballspielen, vielleicht von allen Sportzweigen überhaupt ist Fußball immer noch das vornehmlich auch bei den Arbeitern beliebteste Spiel; es folgen Handball, Faustball, Schlagball. Hockey gewinnt stark an Interesse. Boxen und Radfahren wird von Arbeitern bevorzugt, bei Turnen und Leichtathletik ist bereits die zur Zeit noch stärkere Beteiligung der Angestellten festzustellen, die Tennis und Rudern vorläufig noch fast unbeschränkt beherrschen. Wandern wird von der Jugend eifrig betrieben. Selbstverständlich beeinflussen Landschaft und Natur die Verbreitung und Bevorzugung einzelner Sportarten. Die im Gebirge ansässigen Arbeitnehmer sind in großen Scharen begeisterte Wintersportler geworden, in den mit See- und Wasserläufen ausgezeichneten Gebieten ist der Wassersport, ganz besonders das Paddeln, Trumpf.

Außerordentlich vielseitig und weitgehend sind die Mittel und Wege, durch die die Wirtschaft und insbesondere die Industrie, auf die sich die Darstellung im wesentlichen beschränken muß, den oben skizzierten Sportzweigen Unterstützung und Förderung zuteil werden lassen. Die großen Spitzenorganisationen und Verbände der Leibesübungen, beispielsweise der Reichsverband der Deutschen Jugendherbergen oder der Deutsche Volkssport, erfreuen sich der Hilfsbereitschaft industrieller Kreise. Die Durchführung besonderer Aufgaben, die Errichtung von Sport- und Turnschulen und die Beschickung von Länderkämpfen wurde durch Stiftungen und Spenden erleichtert. Den einzelnen Vereinen oder Gemeinden stellten die Werke Gelände kostenlos oder zu geringen Pachtsätzen zur Verfügung; sie erbauten ihnen Turnhallen, Klubheime mit allen modernen hygienischen Einrichtungen, Schwimmbäder und Stadien; sie lieferten Geräte und Materialien und gaben laufende Zuschüsse zur Erhaltung und Erweiterung. Bei sportlichen Wettkämpfen werden vielfach Kraftwagen zur Verfügung gestellt und fast allgemein Preise gestiftet. Ohne nähere Angaben im einzelnen darf festgestellt werden, daß auf diese Weise viele hundert Firmen jährlich freiwillige Aufwendungen in erheblichem Umfange für Zwecke der allgemeinen Wohlfahrt und Gesundheitsfürsorge machen.

Sportbegeisterung und Sportgedanke hielten Einzug in Werkstatt und Büro. Sport und Arbeit traten in vielfache wechselseitige Beziehungen. Die Interessensphäre des Arbeitgebers blieb von dieser Bewegung keineswegs unberührt. Er mußte diesen Vorgängen in den Betrieben Beachtung schenken; er prüfte Wert und Bedeutung und entschloß sich schon bald werkseigene Anlagen, die in erster Linie den Firmenangehörigen zur Verfügung stehen, zu schaffen, ohne allerdings die Verpflichtungen der Allgemeinheit gegenüber zu verkennen und zu vernachlässigen. Beachtlich ist auch hier die Zahl der Firmen aller Branchen und Größen, die die sportlichen Interessen der Belegschaften berücksichtigen, sei es durch Überlassung von Geräten oder freier Plätze, um schon dadurch die Vorbedingungen und Voraussetzungen für Sport und Spiel zu geben oder durch den Bau vorbildlicher Stadien mit Laufbahnen und Spielfeldern, Bootshäusern, Schwimmhallen usw. In der Anlage 1 ist nach dem vorliegenden Material eine Reihe solcher Firmen zusammengestellt worden.

Für Art und Umfang der getroffenen Einrichtungen und Unterstützungen sind notwendigerweise, da Erzwungenes und Gekünsteltes schädlich, sinnlos und unwirtschaftlich wären, die örtlichen und betrieblichen Verhältnisse und Bedürfnisse maßgebend. Vom Arbeitgeber ermöglichte Leibesübungen sind in erster Linie als ein Teil der Maßnahmen zu betrachten, die für Unfallschutz und für gesunde und hygienische Arbeitsbedingungen seit langem getroffen werden müssen.

Arbeit, die mit schwerer und vielseitiger körperlicher Anstrengung (wie es beim Bergmann der Fall ist) verbunden ist, ebenso lange Anmarschwege zu Fuß und mit dem Fahrrad, schaltet das Bedürfnis nach sportlicher Betätigung häufig aus. Garten- und landwirtschaftliche Arbeit, insbesondere häusliche Aufgaben bei den Arbeiterinnen, nehmen die freie Zeit weitgehend in Anspruch, bieten genügend Abwechslung und lassen Ruhe dringlicher erscheinen als Sport. Die Gliederung des Bergbaus in Übertage- und Untertagebetrieb nimmt dem überwiegenden Teile der Belegschaft die Möglichkeit, während und nach der Arbeitszeit Sport zu treiben. Die geteilte Arbeitszeit in vielen Verwaltungen bedeutet für Angestellte und Beamte ebenfalls eine Erschwerung.

So verschiedenartig die Fürsorgetätigkeit im einzelnen naturgemäß durchgeführt wird, liegt ihr doch überall die Überzeugung und Gewißheit von den weitgehenden Wirkungen richtig betriebener Leibesübungen zugrunde. Die zahlreichen Untersuchungen und Abhandlungen von Männern der Wissenschaft und des Sportes, die Aufsätze und Studien aus der Fachliteratur finden in erfreulicher Übereinstimmung fast durchweg Bestätigung durch die überzeugenden und lehrreichen Berichte aus der Praxis. Sie decken sich mit den Erfahrungen, Untersuchungsergebnissen und Statistiken der Krankenkassen, der Berufsgenossenschaften, der in vielen großen Städten errichteten sportärztlichen Beratungsstellen und des Deutschen Reichsausschusses für Leibesübungen. Das Interesse der Wirtschaft am Sport ist daher gegeben und unbestritten, da eine gesunde Arbeitnehmerschaft und ein gesunder Nachwuchs für sie lebenswichtig sind, zumal, da die allgemeine Wehrpflicht, die große Körper- und Gesundheitsschule, fehlt.

Sport kräftigt die Konstitution, vermehrt die Abwehrkräfte im Körper, erhöht die Leistungsfähigkeit, erhält jung. Er ist Vorbeugungs- bzw. Heilmittel gegen Tuberkulose, Skrofulose, gegen Blutarmut und Bleichsucht, steigert, besonders bei den Jugendlichen, Schlaf und Appetit, schützt vor Stoffwechselerkrankungen und nervösen Schwächen der mannigfachsten Art. Besonders nachdrücklich wird die ausgleichende, erfrischende Wirkung des Sportes als Gegengewicht gegen die Schäden des Berufslebens allgemein, gegen einseitige Beanspruchung der menschlichen Organe, wie sie im modernen Produktionsprozeß unvermeidlich ist, im besonderen, und endlich gegen die nachteiligen Folgen des Großstadtlebens (Wohnungsnot, Verkehr, Genußsucht) hervorgehoben. Der Satz: „Mit der Arbeit verwachsen sein, soll jeder, durch die Arbeit verwachsen sein, braucht keiner", hat weitgehend Anerkennung und Beachtung gefunden. Darüber hinaus lehrt der Sport den Arbeiter Gliedmaßen und Körperkräfte zu beherrschen, ökonomisch zu arbeiten, er macht ihn gewandt.

Aufschlußreich würde eine Statistik der Berufsgenossenschaften sein, die den Prozentsatz der Arbeitsunfälle, von denen Sportler betroffen werden, in Vergleich zur allgemeinen Unfallziffer setzen würde. Sicherlich würde durch sie in eindrucksvoller Weise die körpererziehliche Bedeutung bewiesen. Der Unfallverhütungskalender 1930 enthält zu dieser Frage bemerkenswerte Ausführungen, denen wir folgende Sätze entnehmen: „In den gewerblichen Betrieben nehmen die Maschinenunfälle zwar ab, aber die Unfälle durch Zusammenbruch und Umfallen von Gegenständen, durch Fallen von Leitern, durch Ausgleiten und Hinfallen, durch Verheben und Stoßen beim Tragen von Lasten, durch Anfahren mit Transportkarren usw. nehmen zu. Wenn man also in gewissem Umfange durch Schutzvorrichtungen die Maschinenunfälle herabgedrückt hat, so ist man trotz aller Belehrungen durch Wort und Bild, trotz aller Überwachung der Betriebe auf Unfallsicherheit dieser mehr alltäglichen Unfälle noch nicht Herr geworden. Meistens werden diese Unfälle durch einen der drei folgenden Umstände verursacht: durch Unaufmerksamkeit, durch Unentschlossenheit und durch Ungewandtheit. Aufsätze und Bilder, Vorträge und Filme werden nur vor bestimmten Unfällen warnen und bewahren können. Kommt aber ein noch nicht dagewesenes Ereignis, so wird es nicht rechtzeitig bemerkt, es fehlt der Entschluß und die körperliche Gewandtheit. Diese notwendige Erziehung zum Sehen und Handeln und zur Körperbeherrschung erreicht man durch Leibesübungen."

Die Praxis zeigt, daß beispielsweise bei schwierigen Montagearbeiten, die mit gefahrvollen Kletterein verbunden sind oder bei der Tätigkeit der Werkfeuerwehr geübte Turner sich leichter und sicherer ihrer Aufgabe entledigen können und deshalb bevorzugt werden. Nicht minder wichtig ist die durch sportliche Betätigung erzielte Ausbildung bestimmter Gehirnfunktionen, z. B. des Tastsinnes, des Augenmaßes, der Kombinations- und Reaktionsfähigkeit, worüber ebenfalls zahlreiche Untersuchungen und Arbeiten bereits vorliegen. Sport, in diesem Falle besonders das Ballspiel, steigert die Gehirnempfänglichkeit für die Intensität von Eindrücken, namentlich von Bewegungseindrücken. Diese spielt im Wirtschaftsleben eine große Rolle, ob man an den Bauarbeiter denkt, der sich die Arbeit durch Zuwerfen der Ziegelsteine erleichtert oder an den Handweber, der die Bewegungsintensität der Spule „im Gefühl" haben muß, wenn er die Kette nicht zerreißen will oder an den Hilfsarbeiter im Drahtwalzwerk, der den aus der Walze schießenden glühenden Draht im richtigen Augenblick mit der Zange erfassen muß, wenn er nicht zu Schaden kommen will.

So bestätigt sich weitgehend die Auffassung, daß ein guter Sportler auch ein guter Arbeiter ist.

Die erzieherischen Wirkungen der Leibesübungen auf den Charakter des Menschen sind für Büro und Betrieb von Nutzen und Bedeutung. Daher wird der Mannschaftskampf gefördert und gepflegt, denn sein eigenster Wert liegt in der Belebung des Gemeinschaftsgefühls, in der Vertiefung des sich hieraus ergebenden Verantwortungsgefühls, in der Weckung des Willens zu selbstverantwortlicher Tat, zur Führerleistung. Bei Ausübung des Sports fühlt sich der sonst stark in den Betrieb eingeschaltete Mensch als freie Persönlichkeit, als aktiver Schöpfer, vornehmlich dann, wenn er die Sporttechnik, d. h. seinen Körper für die geforderte Leistung beherrscht. Er empfindet Freude an Leistung und Erfolg und dies besonders dann, wenn ihm der Beruf keine oder nur ungenügende Befriedigung zu bieten vermag. Zahlreiche Beobachtungen liegen darüber vor, daß die Disziplin, die Bereitwilligkeit und Fähigkeit zur Ein- und Unterordnung im Interesse des gemeinsam erstrebten Zieles in gün-

stiger Weise beeinflußt werden. Im Maßhalten und in der Enthalt-
samkeit, die für manche Mannschaften während fast des ganzen
Jahres obligatorisch ist, ist der vorbildliche Sportsmann für viele
Beispiel und Ansporn. In dieser Beziehung wirkt das Vorhandensein
zweckmäßig ausgestalteter Klubhäuser, die vom Wirtshausbesuch
abhalten, auf Tun und Treiben in günstigster Weise. Beim Sport
finden Vorgesetzte und Untergebene, Arbeiter und Angestellte, Menschen verschiedener Anschauungskreise Gelegenheit, sich kennen und
verstehen zu lernen, die Tugenden der Kameradschaft werden gepflegt, Opferbereitschaft gefördert. Für alle diese wertvollen Eigenschaften, die schönen Früchte einer zweckmäßigen Körpererziehung,
hat der Engländer das Wort fair play geprägt. Wir dürfen hoffen,
daß dieses oberste Gebot des Sportsmannes, das fair play, das Ver-
antwortungsbewußtsein vor der größeren Gemeinschaft, im Wirtschaftsleben immer mehr Anerkennung und Leitstern bei allen
Auseinandersetzungen und Verhandlungen in der täglichen Arbeit
wird, damit die Menschen in gegenseitiger Achtung sich wieder näher-
kommen und als wahre Volks- und Schicksalsgenossen fühlen und
handeln.

Aus der langen Reihe der Erfahrungen und Beobachtungen,
für die eine wissenschaftlich statistische Fundierung, soweit sie
überhaupt in Frage kommen kann, bisher allerdings kaum von den
Werken vorgenommen worden ist, konnten nur die in diesem Zusammenhange wertvollsten Beispiele herausgegriffen werden, zumal
die verschiedenen Probleme im einzelnen von berufeneren Federn
gewürdigt worden sind. Alle hier erörterten Feststellungen der
Praxis galten den Auswirkungen der vom Berufstätigen während
seiner Freizeit freiwillig betriebenen Leibesübungen. Nur in
wenigen Fällen wird von einer gelegentlichen Verwendung der Pausen durch Teile der erwachsenen Belegschaft zu freiwilliger Spiel-
und Körperübung berichtet. Auch scheint sich vorläufig noch ein
werkseitig eingeführtes Erholungsturnen während oder in
unmittelbarer Verbindung mit der Arbeitszeit auf wenig
Fälle zu beschränken. Eine Berliner Firma berichtet über ein tägliches
Pausenturnen für das Büropersonal von 10 Minuten, welches eine
halbe bis eine Stunde nach der Tischzeit als zusätzlich bezahlte Arbeitspause eingeführt ist. In verschiedenen Einzelhandelsbetrieben
und bei Firmen der Textilindustrie sind Gymnastikübungen für die
Frauen, deren Beteiligung freiwillig ist, mit gutem Erfolg eingeführt.
Verschiedene Firmen richteten auch im Hinblick auf die dringend
notwendige Erfassung der erwerbstätigen Frau an bestimmten Aben-
den Frauenturnen, an dem auch die Ehefrauen der Werksangehörigen
teilnehmen, unter Leitung einer Turn- und Gymnastiklehrerin ein.
Die beruflichen Anforderungen haben gelegentlich regelmäßige Turn-
stunden für die Feuerwehr, das Sicherheitspersonal und die Pförtner
als notwendig erscheinen lassen. Die Reichspost hat mit der von

ihr vor einigen Jahren eingeführten Ausgleichsgymnastik gute Erfahrungen gemacht. Die Frage der Einführung des Pausenturnens und der Ausgleichsgymnastik ist in der letzten Zeit von vielen Stellen erörtert worden, u. a. beschäftigte sich auch die Arbeitsgemeinschaft deutscher Betriebsingenieure mit dem Problem und glaubte, eine Einführung in den Betrieben empfehlen zu sollen. Daß in der Praxis Fortschritte auf diesem Gebiet in stärkerem Umfange bisher nicht festzustellen waren, liegt vielfach an der bekannten Einstellung des Arbeiters, der eine Verlängerung der Pausen und damit eine Verlängerung des Arbeitstages ablehnt, um möglichst bald wieder dienstfrei zu sein. Vielleicht ist es auch wichtiger, die Hauptpause völlig zur Einnahme einer kräftigen warmen Kost auszunutzen. Oft fehlt es an geeigneten Räumen, die Beteiligung ist ungenügend oder es stehen die notwendigen Aufwendungen zu den erzielten Erfolgen in keinem richtigen Verhältnis. Bei gutem Willen auf allen Seiten werden aber sicherlich im Laufe der Zeit auch hier gangbare Wege gefunden werden können.

Neben die beiden bisher behandelten Gruppen, an deren sportlichen Aufgaben und Interessen die Wirtschaft Anteil nimmt — die Träger des Gemeinwohls wie Gemeinde, Kirche, Schule und Verein auf der einen, die Belegschaften und deren Angehörige auf der anderen Seite —, tritt als besonders wichtiger weiterer Kreis der industrielle Nachwuchs, die Kaufmanns-, Handwerker- und Berglehrlinge und Jungarbeiter. Sie bedürfen, geboren und aufgewachsen in Kriegs- und Nachkriegsjahren, bei dem Übertritt von der Schule ins Wirtschaftsleben besonderer Wartung und Pflege, um ihnen das körperliche und seelische Anpassen und Einleben zu erleichtern. Rechtzeitige Fühlungnahme mit den amtlichen Fürsorgestellen und Jugendämtern hat sich häufig als zweckmäßig und notwendig erwiesen. Wie in Volks- und Berufsschule, so ist auch im Ausbildungswesen der Industrie, in Werkschule und Lehrwerkstatt, Turnen, Spiel und Sport ein regelmäßiger fester Bestandteil des Lehrplanes geworden. Leibesübungen sind fast überall Pflichtfach, von dem naturgemäß eine ärztliche Bescheinigung entbinden kann, gelegentlich sind sie auch bereits als Prüfungsfach bei den Facharbeiter-Prüfungen eingeführt; auch wird die Zulassung zu diesen Prüfungen stellenweise vom Besitz des Freischwimmscheines abhängig gemacht. Der körperliche Unterricht, für den fast durchweg die erforderliche Ausrüstung von den Firmen zur Verfügung gestellt wird, wird durchweg als wertvolles Ausbildungs- und Erziehungsmittel angesprochen, auf das man nicht mehr verzichten zu können glaubt (s. Anlage 2).

Hinsichtlich der Turnstundenzahl, Einteilung und Gestaltung, liegen große Mannigfaltigkeiten vor. Es wird von 1—4 Wochenstunden berichtet, die alle oder teilweise in die tarifliche Arbeitszeit fallen, wobei vielfach die jüngsten Jahrgänge zunächst noch stärker herangezogen werden. Tägliche Übungen von 10—20 Minuten Dauer sind ebenfalls eingeführt. Auch dort, wo die Lehrlingsausbildung nicht in der Hand einzelner Firmen liegt, sondern sie in sog. Werkschulvereinigungen, denen die Firmen angehören, zusammengeschlossen ist, ist Sport Unterrichtsfach. Für die Wertschätzung ist besonders die Tatsache kennzeichnend, daß in Schlesien der Betrieb einer derartigen Werkschulvereinigung, der aus Mangel an Mitteln eingestellt werden sollte, lediglich im Hinblick auf die ausgezeichneten Erfahrungen mit dem Turn- und Sportunterricht aufrechterhalten blieb. Grundsatz ist eine gute Allgemeinausbildung aller Unterrichtsteilnehmer unter weitgehender Berücksichtigung des Mannschaftskampfes. Man erstrebt nicht besondere Spitzenleistungen, wohl aber das Ziel, der Mehrzahl den Erwerb des Turn- und Sportabzeichens zu ermöglichen. Getrieben wird jeder in Frage kommende Sport, bevorzugt sind Ballspiele, Leichtathletik, Turnen und insbesondere auch Schwimmen. Die Leitung liegt durchweg in der Hand ausgebildeter Fachkräfte, denen befähigte und in Kursen ausgebildete Lehrlinge zur Seite stehen. Die systematische Verwendung auch der übrigen Teilnehmer als Vorturner und Anweiser, denen dadurch auch Gelegenheit zum Vormachen und Anordnen gegeben wird, hat sich als wertvolles Erziehungsmittel hier ebenfalls erwiesen. Wie die Firmen haben sich auch die Berufsschulen die Erfahrungen zunutze gemacht, daß nur vorgebildete Lehrkräfte in der Lage sind, den Sportunterricht anregend und sinnvoll zu gestalten, damit nicht durch laienhafte Handhabung den jungen Menschen jeder Reiz für eine körperliche Betätigung genommen wird. Besonders gepflegt wird das Wandern auf Wochenend- und Ferienfahrten, da seine vielseitigen positiven Einwirkungen auf Körper und Gemüt allgemein anerkannt sind und es Liebe zur Natur und Heimat weckt, Kenntnisse von Land und Leuten vermittelt. In das Fahrtenprogramm ist hier und da auch der Besuch solcher Stätten und Sehenswürdigkeiten eingeschaltet, die der beruflichen Weiterbildung dienlich sind. Hervorgehoben seien die Fahrten mit dem Segelschiff „Glückauf“, das bereits vielen Lehrlingen willkommene Gelegenheit gab, das Meer und fremde Länder kennenzulernen. Daß durch den Pflichtunterricht die Jugendlichen in keiner Weise übermäßig in Anspruch genommen werden, zeigt das allgemeine Bedürfnis, sich auch während der Pausen auszutoben, sich auf dem Rasenplatz und der Laufbahn in der Nähe des Werkes zu tummeln. Darüber hinaus treibt eine erfreulich große Zahl in der Freizeit Sport, insbesondere bei den großen und mittleren Firmen, wo die Vorbedingungen günstiger sind als vielfach in den handwerklichen Betrieben. Sie finden Anregung und weitere Ausbildung in den örtlichen Vereinen oder den Werksportvereinen, denen sie häufig in Jugendabteilungen angeschlossen sind. Je nach den Verhältnissen und dem Umfang der Beteiligung sind auch Lehrlingssportabteilungen gebildet worden, die in besonders beachtenswerter Form sich bei zahlreichen Berliner Firmen entwickelt und im Lehrlingssportverband zusammengeschlossen haben. Besondere Höhepunkte bilden die Wettkämpfe mit den Lehrlingsabteilungen anderer Werke und den Jugendgruppen der Verbände sowie die überall stattfindenden jährlichen Sportfeste, zu denen sich die Angehörigen der Teilnehmer stets in großer Zahl als Zuschauer einfinden. Viele von diesen sind, angeregt durch das frische, fröhliche Treiben der Jugend, für eine aktive Beteiligung auch im höheren Lebensalter dem Sport gewonnen worden. Je gründlicher das weite Gebiet der Leibesübungen erforscht und diese als Helfer des schaffenden Menschen erkannt werden, um so stärker werden sie in ihrer Sonderaufgabe als Arbeitssport Anwendung finden. Manche Arbeitsgriffe lassen sich durch entsprechend ausgedachte und erprobte Sportvorübungen erlernen. Sicherheit und Ausdauer werden durch diese erzielt. Mit solcher Zweckbestimmung wird im Lehrlingsunterricht, z. B. das Stempeltragen und Stempelwerfen oder (als Geschicklichkeitsübungen) das Laufen mit einer mit Wasser gefüllten Gießpfanne, das Balancieren und Tragen von Lasten u. dgl. betrieben.

In der Umschulung (Arbeitslose aufs Land, Ersatz polnischer Landarbeiter) spielt der Sport aus den gleichen Gründen bereits eine große Rolle.

Aus der großen Zahl der guten Eigenschaften, die als Folge regelmäßig betriebener Leibesübungen bei den Jugendlichen festgestellt wurden, seien kurz folgende hervorgehoben: Turnen und Sport fördern die Disziplin, lehren das Ein- und Unterordnen, erziehen zu gutem Auftreten und anständiger Gesinnung. Die Stärkung des kameradschaftlichen Gefühls und Geistes ist bemerkenswert, was durch gegenseitige Hilfeleistung bei der Arbeit in der Werkstatt vielfach offenbar wird. Die übertragenen Arbeiten werden mit Gewandtheit und Freude angepackt, die Durchführung und Erfüllung der gestellten Aufgaben wird als sportliche Leistung gewertet. Wie bei den Erwachsenen, so wird auch hier von einer Minderung der Unfallgefahren, einer Entlastung der Krankenkasse berichtet. Wie die vielfach eingeführten regelmäßigen ärztlichen Untersuchungen beweisen, haben die Jugendlichen schon nach kurzer Zeit an Körpergewicht und Kraft zugenommen; sie entwickeln einen gesunden Appetit, dem häufig durch billiges oder kostenloses Essen seitens der Firma Rechnung getragen wird. Der Mißbrauch von Alkohol und Nikotin wird zurückgedrängt, verschiedene schädliche Einflüsse des Entwicklungsalters werden abgelenkt.

Das Hand-in-Hand-Gehen sportlicher und beruflicher Leistungen ist durch psychotechnische Prüfungen in verschiedenen psychologischen Begutachtungsstellen mehrfach festgestellt worden. Vorbedingung dafür, daß alle Mühen und Aufwendungen nicht vergeblich sind, ist aber, daß die Vorgesetzten, Meister und Vorarbeiter den auf dem

Sportplatz erzielten Auftrieb am Arbeitsplatz zu erhalten verstehen. Nur bei harmonischem Zusammenwirken aller beteiligten Faktoren wird man der Auffassung voll zustimmen können, welche die Ausbildung der Lehrlinge unter der Devise „Arbeit und Sport" als die idealste Verwirklichung dieses Problems bezeichnet. Auch bei amtlichen Stellen haben die getroffenen Maßnahmen Beachtung und Anerkennung gefunden. Die Berichte der Gewerbeaufsichtsbeamten beschäftigen sich in längeren Ausführungen mit diesem Ausbildungszweig, wie beispielsweise in Berlin, Potsdam, Grenzmark, Liegnitz, Erfurt, Schleswig, Arnsberg, Koblenz, Düsseldorf, Nürnberg-Fürth, Freistaat Sachsen, Baden, Thüringen und Hessen. Leider verbietet es der Raum, eingehender diese wichtige und neuzeitliche Form der Nachwuchsausbildung zu behandeln oder lehrreiche Originalberichte zum Abdruck zu bringen.

Es scheint uns, insbesondere bei der bekannten Vorliebe der Deutschen für Vereinsgründungen kein überraschender Vorgang, daß die sporttreibende Arbeitnehmerschaft der einzelnen Werke sich in Vereinen zusammenschloß. In anderen Ländern, in England und Amerika, waren derartige Organisationen bereits seit Jahren in größter Zahl entstanden. Sie sind hier zum Teil vorherrschend, 75% sämtlicher englischer Schwimmvereine sind beispielsweise Behörden- und Firmenvereine. Die Einladungen an deutsche Sportsleute nach Amerika sind vielfach von diesen Vereinen ausgegangen. Auch in Deutschland entstanden in den letzten Jahren zahlreiche Werksportvereine in den verschiedensten Größen (mit 100 bis über 2000 Mitgliedern) und mit verschiedenen Abteilungen für die einzelnen Sportzweige.

Bei aller Vielseitigkeit im einzelnen und bei den zum Teil sehr feinen Nuancierungen auch hinsichtlich der Bezeichnung, ob es sich um einen wahren Werksportverein handelt oder nicht, sind doch auf Grund des vorliegenden Materials allen gemeinsame Grundsätze und Grundzüge festzustellen: Die Vereine und ihre Leitungen sind durchweg selbständig und selbstverantwortlich; politische, weltanschauliche und konfessionelle Interessen sind satzungsgemäß ausgeschaltet. Auch finden Auseinandersetzungen, wie „Arbeitersport — bürgerlicher Sport" in ihren Reihen keinen Eingang. Die Werke, die volle Neutralität wahren, haben vielfach nur den berechtigten Wunsch ausgesprochen, daß die überlassenen Anlagen und Geräte auch ordnungsgemäß verwaltet und ein zweckmäßiger Sportbetrieb, eventuell jährlich einmal eine Vereinsveranstaltung unter Beteiligung aller Mitglieder, durchgeführt wird. Den Vereinen stehen die geschaffenen Sportanlagen kostenlos zur Verfügung; teilweise gehen sie auch in den Besitz des Vereins über. Darüber hinaus erleichtern vielfach Firmenzuschüsse die Unterhaltung von Platz und Material, die Anschaffung von Geräten, die Bestellung von Lehrkräften, die in großer Zahl durch diese Vereine Arbeit und Brot gefunden haben.

Die Werkzeitungen nehmen die Mitteilungen und Werbeartikel der Klubs auf; von den Firmen gestiftete Preise fehlen im allgemeinen bei keiner Veranstaltung. Die Unternehmungen müssen sich bemühen, bei den Beweisen ihres Interesses die Bevorzugung einer bestimmten Sportart, durch die unter Umständen eine Exklusivität herbeigeführt wird, zu vermeiden, denn diese macht böses Blut.

Versuche, aus der sportlichen Betätigung berufliche Vor- oder Nachteile abzuleiten, werden durchweg als undiskutabel verworfen. Der finanzielle Zuschuß sollte grundsätzlich nur außergewöhnliche Aufwendungen decken, während die Betriebs- und Verwaltungskosten durch die Beiträge der Mitglieder aufgebracht werden, um auch den Schein einer Abhängigkeit zu meiden, zumal da den Werksportvereinen im Vergleich zu den übrigen Vereinen durch Plätze, Gebäude und Geräte weitgehende Erleichterungen gewährt sind. Lassen wir uns nur von dem großen Ziele, den großen Gesundheitsquell, die Leibesübungen immer weiteren Kreisen teilhaftig werden zu lassen, leiten, so müssen alle kleinlichen, häufig gegen die Werksportvereine geäußerten Bedenken in den Hintergrund treten, und allein die Tatsache, daß in der heutigen Zeit der Wirtschaftsnot und Arbeitslosigkeit viele die Mitgliedschaft in Werksportvereinen dank der günstigen Bedingungen ohne besondere Schwierigkeiten aufrechterhalten können, ist von nicht zu unterschätzender Bedeutung. Es ist erwiesen, daß erst durch diese Werksportvereine große Scharen bisher Abseitsstehender als aktive Sportler gewonnen sind, und daß von ihrer Gesamtmitgliederzahl nur 20% bisher in anderen Klubs tätig waren. Wo entsprechende leistungsfähige örtliche Vereine vorhanden sind, besteht vielfach keine unbedingte Notwendigkeit für die Gründung einer besonderen Werksorganisation; die Mehrzahl der Vereinsmitglieder sind dann oft Angehörige der gleichen Firma. Sind aber keine Vereine am Ort und sucht der sportliche Betätigungsdrang der Arbeiter- und Angestelltenschaft nach entsprechenden Möglichkeiten und — auch schon aus Versicherungsgründen — nach organisatorischer Sammlung und Ordnung, dann ist der Werksportverein der nächstliegende Weg. Im allgemeinen weisen die Angestellten eine stärkere Beteiligung als die Arbeiter auf, die sich in vielen Betrieben ablehnend verhalten. Die Zahlen sind sehr schwankend, der am häufigsten genannte Durchschnittssatz ist 30% der Belegschaft. Erfreulicherweise wächst die Teilnahme der leitenden Angestellten und Direktoren, die sich unterschiedslos als Sportkameraden in den Vereinsbetrieb eingliedern. Die Entwicklung geht dahin, daß die Mitgliedschaft nicht allein auf Firmenangehörige beschränkt bleibt, sondern u. a. Kinder und Familienangehörige auch beitreten können. Bei einer ausschließlichen Mitgliedschaft von Werksangehörigen würden die sportlichen Dispositionen des Sportleiters, z. B. das Aufstellen von Mannschaften zu Beginn der Saison, zu sehr von Betriebsmaßnahmen abhängig sein. Ein bei Entlassung eines Vereins-

mitgliedes sonst notwendig werdender Vereinswechsel würde auch in
der Regel gegen die Bestimmungen der Sportverbände verstoßen,
die den Vereinswechsel zur Verhinderung der unlauteren Mitglieder-
werbung erschweren und den davon betroffenen Sportler für gewisse
Zeit von der Teilnahme an sportlichen Wettkämpfen ausschließen
können. Gelegentlich mag auch unmittelbar eine Notwendigkeit zur
Aufnahme werksfremder Mitglieder vorliegen, um die Mannschaft
vollzählig zu erhalten und den vorhandenen Platz nicht unbenutzt
liegen lassen zu müssen. In den Werksportvereinen wird fast durchweg ein geregelter Turn- und Trainingsbetrieb durchgeführt, wobei
die Wichtigkeit des Frauenturnens weitgehend erkannt ist. Um eine
möglichst reibungslose Durchführung der sportlichen Verpflichtungen
zu ermöglichen, wird in besonderen Fällen häufig bei der Einteilung
der Arbeitszeit und der Urlaubserteilung auf vorliegende Wünsche
Rücksicht genommen. Wie oft und in welchem Umfange derartige
Auswirkungen auf den Betrieb, der naturgemäß besonders bei kleineren Unternehmungen durch häufiges Fehlen empfindlich gestört
werden kann, in Kauf genommen werden, hängt naturgemäß stark
von der Einstellung der Werksleitung zu diesen Dingen ab.

Die die Existenzberechtigung der Werksportvereine begründenden
Tatsachen werden auch von den großen Verbänden, wie Fußball-
bund, Schwimmverband usw., immer mehr gewürdigt. Die wesentlich
aus Konkurrenzgründen diktierte ablehnende Haltung ist aufgegeben
worden, die Werksportvereine werden als gleichberechtigt anerkannt.
Das Verhältnis zu den sog. bürgerlichen Vereinen hat sich
demzufolge jetzt günstiger gestaltet, nachdem auch die Fälle, in denen
übereifrige Betriebs- und Vereinsleiter Werksangehörige und auch
Arbeitslose mit der Aussicht auf Besserstellung bzw. Einstellung,
auf Vergütungen und Entschädigungen, oder mit der Drohung wirtschaftlicher Benachteiligung zum Übertritt in den Werksportverein
veranlaßten, als durchaus unzulässig und unsportlich gebrandmarkt
worden sind und eine Wiederholung schwerlich eintreten wird.
Kaum in einem Bezirk fehlen bei der Austragung von Verbands-
spielen und Wettkämpfen die Vertreter der Werksportvereine. Ver-
bindungen mit den Organisationen des Arbeiter-Turn- und Sport-
kartells, dessen Vereinen ganz überwiegend Arbeiter angehören,
bestehen allerdings bei der bewußten Ausschaltung jeglicher politi-
scher Absichten aus dem Sportbetrieb nur in den seltensten Fällen.
Auch sehen die Werke von einer Förderung ab, da sie Sport lediglich
als Mittel zur Gesunderhaltung betrachten. Wo sie stattfindet, geschieht dies nur soweit, daß auch ihnen Plätze zur Verfügung gestellt
werden, um auch dadurch die neutrale Einstellung der Firmen zu
beweisen.

Zur weiteren Sicherung einer gleichberechtigten Eingliederung
und Teilnahme am sportlichen Leben der großen Verbände und zur
Wahrung der dem „Werksport“ eigenen besonderen Interessen haben

sich neben den einzelnen Werksportvereinen Zusammenschlüsse regionaler Art, sog. Arbeitsgemeinschaften, entwickelt, denen Firmen- und Behördensportvereine angehören. Die Beurteilung, die diese Versuche einer stärkeren organisatorischen Durchgliederung auch seitens der Anhänger des jungen Werksports erfahren, sind sehr geteilt. Ohne uns näher mit den vielfachen Erörterungen und Auseinandersetzungen zu befassen, glauben wir doch, daß die Ziele und Bestrebungen gesund und beachtlich und als Ergänzung aller Bestrebungen zu bewerten sind, die trotz aller Begeisterung betrüblich geringe Zahl der aktiven deutschen Sportler, die nicht mehr als 5% der Bevölkerungsziffer betragen wird, zu vergrößern. Die in Hamburg ansässige Spitzenorganisation, der Reichsverband Deutscher Firmensportvereine, dem rund 300 Vereine mit rund 20000 Mitgliedern angehören, hat folgende Richtlinien aufgestellt:

„Wir wollen alle Leibesübungen und jeden vernunftmäßigen Sport dem gesamten Volke zugängig machen und einer immer größeren Zahl die Ausübungsmöglichkeiten schaffen.

Wenn wir derart an der Gesundung des deutschen Volkes und seiner heranreifenden Generation unablässig arbeiten, erfüllen wir hohe und wertvolle Aufgaben, denn

I. stärken wir die deutsche Wirtschaft durch Stählung und Erhaltung ihres wertvollsten Gutes, der deutschen Arbeitnehmerschaft;

II. schaffen wir durch persönlichkeitsbildende und seelenbereichernde Leibesübungen ein Gegengewicht gegen die entseelte Arbeitsmechanik und Arbeitsteilung, die aus Gründen der Produktionsförderung nun einmal vonnöten sind;

III. bekämpfen wir die viel zu flachen und entnervenden ‚Unterhaltungsstätten‘;

IV. bekämpfen wir jede parteipolitische Beeinflussung aller Leibesübungen und jeden Sportes und sind alle Versuchungen auf irgendeine parteipolitische Richtung hin festzulegen, ganz und gar unzugänglich;

V. unterrichten wir die uns angeschlossenen Verbände und Vereine stets über die modernsten Mittel, Berufsschäden durch Leibesübungen geeigneter Art systematisch auszugleichen oder zu verhindern.“

Von den entstandenen örtlichen und bezirklichen Gemeinschaften sind u. a. folgende dem Reichsverband angeschlossen: Die „Sportvereinigung der Geschäftsmannschaften Hamburgs“, der „Sportverband der Geschäftsmannschaften Bremens und Umgegend“, der „Verband der Geschäftsmannschaften Hannovers“, die „Arbeitsgemeinschaft Groß-Leipzig der Behörden- und Firmen-Sportvereine“. Von häufig genannten Mitgliedsvereinen seien neben den Sportvereinen der Banken und Versicherungen diejenigen folgender Firmen erwähnt: Norddeutsche Wolle, Shell, Dapolin, Junkers, Heine-Tuche, Stöhr, Breitkopf & Härtel. Einen Anschluß haben unseres Wissens bisher nicht gesucht die „Interessengemeinschaft Düsseldorfer Firmen- und Behörden-Sportvereine“, die Sportgemeinschaften in Köln, Kiel und Bochum und die „Badisch-Pfälzische Firmensportvereinigung“. In Berlin hat die Hamburger Bewegung bisher noch keinen Fuß fassen können, wenn auch der Firmensport dort auf beachtlicher Höhe steht und hiervon mehrfach in den Industriestaffeln der Berliner Turn- und Sportwoche Zeugnis ablegen konnte.

Als Vorläufer des Firmensports kann der Behördensport bezeichnet werden, der, mit dem Sport der Polizei beginnend, in einem solchen rapiden Aufschwung die übrigen Verwaltungen, Reichsbahn, Reichspost, Reichsbank sowie die Reichswehr erfaßte, daß sie heute mit zu den stärksten Verbänden zählen.

So sehr auch seitens der Arbeitgeberschaft diese Ausbreitung der Sportidee begrüßt wurde und weitgehende Unterstützungen gewährt werden, wird doch mit Kritik und Bedenken nicht gekargt und manche Entwicklungstendenz mit ihren nachteiligen Folgen von den nüchternen und praktischen Männern des Wirtschaftslebens klar erkannt. Allgemein werden die zu geschäftlichen Angelegenheiten ausgewachsenen Veranstaltungen des Berufssportes, die Boxkämpfe und Sechstagerennen, denen auch gerade der Arbeiter verhältnismäßig viel Geld opfert, abgelehnt. Auch wird für den Werksport jede Rekordhascherei verurteilt, wenn auch unseres Erachtens auf die Erzielung gewisser Spitzenleistungen im Interesse des sportlichen Ansehens und zur Vermeidung der Verflachung nicht völlig verzichtet werden kann und auch nicht wird. In vernünftig betriebenem Sport, dem volkstümlichen Turnen und Spielen, Schwimmen und Wandern, werden die stärksten Heilkräfte gesehen. Der Notzeit entsprechend wird sehr stark den Übungen der Vorzug gegeben, die mit einfachsten Mitteln unter Verzicht auf kostspielige Anlagen und Geräte zum Ziele führen. Daher finden auch die Bestrebungen der Volkssportbewegung und die Anwendung ihrer Methoden in der Praxis sympathische Aufnahme. Weitgehend ist die Notwendigkeit einer fachkundigen Leitung erkannt. Deshalb ist nur geprüften Lehrern und Lehrerinnen der Betrieb übertragen; Hilfskräfte werden zur Ausbildung zu Turn- und Sportkursen entsandt. Richtige Dosierung der Übungen besonders bei den Jugendlichen ist Vorbedingung für den Erfolg. Wenn auch gelegentliche Schädigungen als Ausnahmefälle zu werten sind, die durch den Nutzen vielfach wettgemacht werden, darf eine objektive Berichterstattung sie doch nicht verschweigen. Training und die oft damit verbundene einseitige Beanspruchung beeinträchtigen hier und da Aufmerksamkeit und Sorgfalt bei der Berufstätigkeit, erschweren gediegene zuverlässige Ausbildung. Die durch die sonntäglichen Kämpfe und Spiele, die oft mit längerer Bahn- oder Autofahrt verbunden sind, in Anspruch genommene Mannschaftsmitglieder erscheinen bisweilen Montags überanstrengt und nicht leistungsfähig am Arbeitsplatz, besonders dann, wenn ein Sieg durch übermäßigen Alkoholgenuß gefeiert wurde. Nicht selten treten infolge von Sportunfällen unliebsame und störende Ausfälle im Betriebe ein. Die gesetzlichen Krankenkassen müssen erhebliche Aufwendungen für Arzt, Arzneien, Röntgenaufnahmen und Krankenhaus machen. Die Versicherung ist für alle, die nicht einer Krankenkasse angehören, eine Notwendigkeit geworden. Bei einer Betriebskrankenkasse wurden 1929 folgende mit Arbeitsunfähigkeit verknüpfte Sportunfälle gemeldet:

Zahl	Sportart	Dauer der Arbeitsunfähigkeit im Jahre 1929	
		insgesamt Tage	Davon Krankenhaustage
16	Radsport	245	30
10	Fußball	283	119
9	Motor	376	205
4	Turnen	32	—
2	Schwimmen	48	27
1	Handball	11	—
1	Hockey	7	—
1	Winter	5	—
44		1007	381

0,9% aller Krankheitsfälle.   0,67% aller Krankheitstage.

Einige kleine und mittlere Firmen berichten, daß die Betriebsunfälle gegenüber den Sportverletzungen in den Hintergrund treten. Das Interesse für sportliche Vorgänge und Ereignisse nimmt mitunter große Teile der Belegschaft, vornehmlich der jungen, so in Anspruch, daß der Arbeit nur geringe Aufmerksamkeit zuteil wird. Nach manchen Beobachtungen wird das Thema „Sport und Arbeit" als die rechte Formulierung vorgeschlagen. Hierzu geben gelegentliche Äußerungen, wie folgende, Veranlassung: „Wenn man sich bei der Arbeit nicht mehr erholen könnte, machte der Sport schon längst keinen Spaß mehr", „Die Arbeit ist eine unangenehme Unterbrechung des Sports".

Daß dort, wo derartige Erfahrungen gesammelt werden mußten, die Firmenleitungen eine gewisse Zurückhaltung zeigen und auch bewußt von einer Förderung und Steigerung der sportlichen Interessen der Belegschaften und der Schaffung werkseigener Anlagen Abstand nehmen, kann nicht verwundern. Diese Firmen verhalten sich völlig neutral, betrachten Sport als Privatsache, zu dessen Ausübung dem Arbeiter und Angestellten heutzutage genügend Zeit und Möglichkeit geboten, für die aber das erforderliche Geld durch Sparen an Rauchen und Trinken aufzubringen ist. So sieht mancher Arbeitgeber zu besonderen Leistungen über die gesetzlichen Aufwendungen hinaus keine Möglichkeit und keine Veranlassung. Artet die sportliche Betätigung derart aus, daß sein Interesse geschädigt und die zu erwartende Arbeitsleistung nicht erreicht wird, haben hier und da auch entsprechende Abhilfemaßnahmen Platz greifen müssen. Unseres Erachtens gehört es daher auch zu den Aufgaben der Vereins- und Verbandsleitungen, durch Einwirkung und Erziehung Übertreibungen

und Auswüchse unmöglich zu machen und die beruflichen und sportlichen Interessen im Einklang zu halten.

Gerade im Hinblick auf die ungeheure Arbeitslosigkeit liegt es
nahe, zum Schluß auch den Gedanken kurz zu streifen, daß sich der
moderne Sport, durch den Millionen von Deutschen unmittelbar oder
mittelbar erfaßt werden, in beträchtlichem Maße auf den Arbeits-
markt auswirkt. Wir denken an die verschiedenen Industriezweige
für Sportgeräte, für Platzanlagen, für Sportkleidung. Da die einzelnen
Sportarten dem Geschmack der Massen und den wechselnden Ein-
flüssen der Zeit unterliegen, kennen die verschiedenen Branchen eine
Konjunktur. Die Mode wird vom Sport beeinflußt, zum Teil so stark,
daß dies eine Verlagerung der Textilerzeugnisse zur Folge haben
kann. Die Industrie verlangt für den Absatz ihrer Erzeugnisse, Groß-
und Kleinhandel, zahlreiche Geschäfte sind neu entstanden. Ganz
besonderen Einfluß übt der Sport, abgesehen vom Reisen und Wandern, auf das Verkehrsgewerbe aus. Die Züge und Autos sind Sonn-
tags überfüllt mit Sportlern, die mit ihren Anhängern zum Verbands-
und Wettspiel fahren. Der Massenverkehr mit Sonntagsdienst für
Personal, Hilfskräfte und dgl. an „großen Tagen" ist eine bekannte
Erscheinung geworden. Gewaltigen Aufschwung hat der Wintersport
dem Verkehrs-, Gastwirtsgewerbe und der Fremdenindustrie gebracht,
in der viele Kräfte Brot und Arbeit finden. Das Druckereigewerbe
verdankt dem Sport neue Auftragsgebiete und Einnahmequellen,
bei den Tageszeitungen sind besondere Redaktionen mit großem
Mitarbeiterstab entstanden; Post, Fernsprecher, Telegraph und Rund-
funk werden in den Dienst des Sportes gestellt. Manche große Sport-
anlage ist aus den Mitteln der produktiven Erwerbslosenfürsorge
errichtet worden, wobei an die größte, den Nürburgring, erinnert
werden darf. Die Errichtung und Unterhaltung all dieser Sport-
stätten gab und gibt vielen tausend Arbeitskräften Beschäftigung,
die sonst untätig sein müßten.

Die vorhandenen wertvollen Wechselbeziehungen zwischen beruflicher Arbeit und sportlicher Betätigung finden in der Fülle und Vielseitigkeit der geschaffenen Einrichtungen und durch die in der Praxis
gesammelten Erfahrungen Anerkennung und Bestätigung. Im indu-
striellen Ausbildungswesen und im Gesundheitsdienst der Betriebe
haben die Leibesübungen als bedeutsamer Faktor Eingang gefunden.

Ausübung und Förderung volkstümlicher Leibesübungen in Werkstatt, Büro und kaufmännischem Betrieb betrachtet die Arbeitgeberschaft als eine hohe und dringende Aufgabe, die alle verantwortlichen
Stellen angesichts des gemeinsamen Zieles vereinen muß. Nur dann
werden wir ein gesundes und leistungsfähiges Geschlecht erziehen,
das allein die deutsche Wirtschaft aus der Not unserer Tage zu neuem
Aufstieg und freier Kraftentfaltung bringen kann.

Anlage 1.

Ohne irgendwie Anspruch auf Vollständigkeit zu erheben, seien nachstehend aus dem vorliegenden Material diejenigen Firmen zusammengestellt, die eigene Sportanlagen geschaffen haben. Die Werke, bei denen ein bzw. mehrere Sportvereine bestehen, sind durch ein Kreuz kenntlich gemacht. Die Übersicht wird für weitere eingehendere Untersuchungen und Feststellungen im einzelnen als erstmalige Zusammenstellung Erleichterung und Anhalt bieten können:

Akkumulatorenfabrik A.-G., Oberschöneweide †.
Allgemeine Elektrizitäts-Gesellschaft †.
Allianz- und Stuttgarter-Verein-Versicherungs-A.-G. †.
Armaturen- und Maschinenfabrik A.-G. vorm. Hilpert, Nürnberg-Pegnitzhütte.
Augsburger Kammgarnspinnerei, Augsburg.
Bauer & Schaurte A.-G., Neuß.
Baumwollindustrie Erlangen-Bamberg A.-G., Wangen.
Bergbau-Verein Oberlausitz, für 4 Gesellschaften.
Berlin-Anhaltische Maschinenbau A.-G., Köln.
Berliner Elektrizitätswerke A.-G. †.
Berliner Maschinenbau A.-G., vorm. L. Schwarzkopff, Berlin, Werk Wildau.
Berliner Verkehrs-Gesellschaft.
Beuthaer Kohlenwerke †.
A. Borsig G. m. b. H., Berlin-Tegel †.
Borsig-Werke Oberschlesien †.
Braunkohlen- und Brikettindustrie A.-G. — Bubiag, Mückenberg †.
E. Breuninger A.-G., Stuttgart.
Continental-Cautchouc und Gutta-Percha-Co., Hannover.
Daimler-Benz A.-G., Werk Berlin-Marienfelde.
Darmstädter und Nationalbank †.
Deichsel, Drahtwerke und Seilfabrik A.-G., Hindenburg †.
Deutsche Bank und Diskonto-Gesellschaft †.
Deutsche Industriewerke A.-G., Berlin-Spandau.
Deutsche Linoleumwerke A.-G., Zweigniederlassung Bietigheim i. Württ.
Deutsche Vereinigte Schuhmaschinengesellschaft, Frankfurt †.
Dresdner Bank †.
Duisburger Kupferhütte, Duisburg †.
Dyckerhoff & Widmann A.-G., Neuß †.
Eisenbau Bleichert m. b. H., Leipzig †.
Elektro-Werke A.-G., Golpa-Zschornewitz †.
Feuerversicherungsgesellschaft Rheinland, Neuß †.
Gerling-Konzern †.
Gesellschaft für Lindes Eismaschinen A.-G., Höllriege b. Braubach.
Giesches Erben, Beuthen †.
Groschwitz Textilwerke A.-G., Neusalz a. O. †.
Friedrich Hahn, Neuß †.
Hamburg-Amerika Linie, Hamburg †.
Hamburger Gaswerke G. m. b. H. †.
Hannoversche Waggonfabrik A.-G.
Harburger Gummiwarenfabrik „Phönix" A.-G., Harburg.
Hegelsche Lederwerke, Liebenau, Worms a. Rh.
Henkel & Co., G. m. b. H., Düsseldorf †.
Humboldt Maschinenbau A.-G., Köln.
I. G. Farben-Industrie A.-G., Ludwigshafen †.
I. G. Farben-Industrie A.-G., Höchst a. M.
I. G. Farben-Industrie A.-G., Griesheim-Bitterfeld †.
I. G. Farben-Industrie A.-G., Leverkusen †.
I. G. Farben-Industrie A.-G., Elberfeld †.

Gebrüder Junghans A.-G., Schramberg i. Schwarzwald.
Junkers & Co., Dessau †.
Kabel- und Metallwerke, Neumeyer A.-G., Nürnberg.
Kammgarnspinnerei Bietigheim i. Württ.
Rudolf Karstadt A.-G., Lübeck †.
Knorr-Bremse A.-G., Berlin-Lichtenberg †.
Fried. Krupp A.-G. Friedrich-Alfred-Hütte, Rheinhausen.
Fried. Krupp A.-G., Gußstahlfabrik, Essen †.
Fried. Krupp Gruson-Werk A.-G., Magdeburg †.
H. Leiser Nachf., Berlin †.
Leo-Werke A.-G., Dresden.
Leuna-Werk der Ammoniak-Werke Merseburg G. m. b. H. †.
Werk Limmer der Continental Gummiwerke A.-G., Hannover-Limmer †.
Linke-Hofmann-Buschwerke A.-G., Breslau.
Löser & Wolff G. m. b. H., Berlin.
Ludwig Löwe A.-G., Berlin †.
Maffei-Schwartzkopff-Werke G. m. b. H., Berlin, Werk Wildau.
Maschinenfabrik Augsburg-Nürnberg A.-G., Nürnberg, Augsburg.
M. Mathias & Co., Königsberg.
Michelwerke Groß-Kayna b. Merseburg †.
Mitteldeutsche Stahlwerke A.-G., Riesa †.
Motorenfabrik Oberursel A.-G., Oberursel i. Taunus.
Nationale Automobilgesellschaft A.-G., Berlin.
Nationale Radiator G. m. b. H., Neuß †.
Nationale Registrierkassen G. m. b. H., Berlin-Neukölln.
Haus Neuerburg, Köln, Wandsbek †.
Norddeutsche Wollkämmerei und Kammgarnspinnerei, Delmenhorst †.
Nordstern und Vaterländische Allgemeine Versicherungsgesellschaft A.-G. †.
N. S. U. Vereinigte Fahrzeugwerke A.-G., Neckarsulm.
Osram G. m. b. H., Berlin †.
Papierfabrik Scheufelen, Oberlenningen-Teck.
Preußische Bergwerks- und Hütten-A.-G., Hindenburg.
Rheinisch-Westfälische Sprengstoff-A.-G., Köln.
Rheinische Schrauben- und Mutternfabrik, Neuß †.
Ruhrstahl A.-G., Henrichshütte, Hattingen-Ruhr †.
A. Schaffhausenscher Bankverein, Köln.
Schering-Kahlbaum A.-G., Berlin.
Schlesische Bergwerks- und Hütten-A.-G., Beuthen.
Siemens-Konzern, Siemensstadt †.
Siemens-Schuckert-Werke A.-G., Nürnberg.
I. Sigle & Co. Schuhfabriken A.-G., Kornwestheim b. Stuttgart.
Singer Nähmaschinenfabrik A.-G., Wittenberge †.
R. Stock & Co., Spiralbohrer, Werkzeug- und Maschinenfabrik Berlin-
    Marienfelde.
Süddeutsche Bremsen A.-G., München.
Sunlicht-Gesellschaft A.-G., Mannheim †.
Verein für die bergbaulichen Interessen, Essen für die angeschlossenen
    Verwaltungen mit 110 Sportplätzen.
Vereinigte Aluminiumwerke A.-G., Lautawerk †.
Vereinigte Bayerische Telephon-A.-G., München.
Vereinigte Hüttenwerke, Burbach, Eich-Düdelingen A.-G.
Vereinigte Oberschlesische Hüttenwerke A.-G., Gleiwitz †.
Vereinigte Stahlwerke A.-G.:
    Bergbau Hauptverwaltung Essen †.
    Bergbaugruppe Gelsenkirchen †.
    Bergbaugruppe Hamborn †.
    Bochumer Verein, Bochum †.
    Dortmunder Union, Dortmund †.

Friedrich-Wilhelms-Hütte, Mülheim †.
Schalker-Verein, Gelsenkirchen.
Hauptverwaltung Düsseldorf †.
Hörder Verein, Hörde †.
Hütte Ruhrort-Meiderich, Duisburg †.
Niederrheinische Hütte, Duisburg †.
August-Thyssen-Hütte, Hamborn und Dinslaken †.
Westfälische Union, Hamm †.
Verlag Ullstein, Berlin †.
Fritz Werner A.-G., Berlin.
Wolff & Co., Komm.-Ges., Walsrode.
Zeiß-Ikon A.-G., Dresden †.
Zündapp G. m. b. H., Nürnberg.

Anlage 2.

Zusammenstellung verschiedener Firmen, die für die Lehrlinge regelmäßigen Turn- und Sportunterricht eingeführt haben:

A.E.G., Berlin-Reinickendorf.
Anhaltische Kohlenwerke Mariengrube, Senftenberg.
Bergmann Elektrizitätswerke A.-G., Berlin.
Berliner Maschinenbau A.-G., vorm. L. Schwarzkopff, Berlin, Werk Wildau.
Bonner Bergwerks- und Hüttenverein A.-G., Zementfabrik Oberkassel.
A. Borsig G. m. b. H., Berlin-Tegel.
Borsig-Werke Oberschlesien.
Braunkohlen- und Brikettindustrie A.-G. — Bubiag, Mückenberg.
Buderussche Eisenwerke, Wetzlar.
Continental-Cautchouc und Gutta-Percha-Co., Hannover.
Daimler-Benz A.-G., Werk Berlin-Marienfelde.
Demag A.-G., Duisburg, Benrath, Mülheim, Wetter.
Deutsche Erdöl A.-G., Borna.
Deutsche Industriewerke A.-G., Berlin-Spandau.
Dierig, Oberlangenbielau.
Duisburger Kupferhütte, Duisburg.
Eintracht Braunkohlenwerke und Brikettfabriken, Welzow.
Eisen- und Stahlwerk Hoesch A.-G., Dortmund.
S. Fränkel, Neustadt-Oberschlesien.
Fürstensteiner Gruben, Waldenburg (Schlesien).
Giesches Erben, Beuthen.
Girmes & Co., Oedt.
Gräfl. Schaffgotsche Verwaltung.
Harpener Bergbau A.-G., Dortmund.
Henschel & Sohn A.-G., Hannover.
I. G. Farbenindustrie A.-G., Elberfeld.
I. G. Farbenindustrie A.-G., Höchst a. M.
I. G. Farbenindustrie A.-G., Leverkusen.
Gebrüder Junghans A.-G., Schramberg i. Schwarzwald.
Junkers & Co., Dessau.
Kammgarnspinnerei Bietigheim i. Württ.
Kienzle Uhrenfabriken A.-G., Schwenningen.
Knorr-Bremse A.-G., Berlin-Lichtenberg.
Fried. Krupp A.-G., Gußstahlfabrik, Essen.
Fried. Krupp Gruson-Werk A.-G., Magdeburg.
Lehrwerkstatt Benrath.
Linke-Hofmann-Buschwerke A.-G., Breslau.
Ludwig Löwe & Co. A.-G., Berlin.
Maffei-Schwartzkopff-Werke G. m. b. H., Berlin, Werk Wildau.
Mannesmannröhrenwerke A.-G., Düsseldorf-Rath.

Mansfeld A.-G. für Bergbau und Hüttenbetrieb, Eisleben.
Maschinenfabrik Augsburg-Nürnberg A.-G., Nürnberg, Augsburg.
Maschinenbauanstalt Humboldt, Köln-Kalk.
Maschinenfabrik Chn. Mansfeld, Leipzig.
H. Meinecke A.-G., Breslau-Carlowitz.
Mitteldeutsche Stahlwerke A.-G., Riesa.
Mix & Genest A.-G., Berlin.
Motorenfabrik Deutz A.-G., Köln-Deutz.
Motorenfabrik Oberursel A.-G., Oberursel i. Taunus.
Nationale Automobilgesellschaft A.-G., Berlin.
Niederschlesische Bergbau A.-G., Neu-Weisstein.
Norddeutsche Wollkämmerei und Kammgarnspinnerei, Delmenhorst.
Osram G. m. b. H., Berlin.
G. M. Pfaff A.-G., Kaiserslautern.
Julius Pintsch A.-G., Fürstenwalde.
Preußische Bergwerks- und Hütten-A.-G., Hindenburg.
Rheinisch-Westfälische Sprengstoff-A.-G., Köln.
Röchlingsche Eisen- und Stahlwerke A.-G.
Ruhrstahl A.-G., Henrichshütte, Hattingen-Ruhr.
Schnellpressenfabrik König & Bauer A.-G., Würzburg.
Siemens-Konzern, Siemensstadt.
Siemens-Schuckert-Werke A.-G., Mülheim-Ruhr.
Siemens-Schuckert-Werke A.-G., Nürnberg.
Singer Nähmaschinenfabrik A.-G., Wittenberge.
Stahlwerk Becker A.-G.
R. Stock & Co., Spiralbohrer, Werkzeug- und Maschinenfabrik, Berlin-
    Marienfelde.
Süddeutsche Bremsen A.-G., München.
R. Tümmler Metallwarenfabrik, Döbeln i. Sa.
Verein für die bergbaulichen Interessen, Essen für die angeschlossenen
    Verwaltungen auf 36 Schachtanlagen, von denen einige gesondert
    aufgeführt sind.
Vereinigte Oberschlesische Hüttenwerke A.-G., Gleiwitz.
Vereinigte Stahlwerke A.-G., beispielsweise:
    Bergbaugruppe Bochum.
    Bergbaugruppe Dortmund.
    Bergbaugruppe Gelsenkirchen.
    Bergbaugruppe Hamborn.
    Bochumer Verein, Bochum.
    Dortmunder Union, Dortmund.
    Friedrich-Wilhelms-Hütte, Mülheim.
    Schalker-Verein, Gelsenkirchen.
    Hörder Verein, Hörde.
    Hütte Ruhrort-Meiderich, Duisburg.
    Konkordia-Hütte, Bendorf.
    Niederrheinische Hütte, Duisburg.
    Stahl- und Walzwerke Thyssen, Mülheim (Ruhr).
    August-Thyssen-Hütte, Hamborn.
Dr. Alexander Wacker, Gesellschaft für elektrisch chemische Industrie
    G. m. b. H., Burghausen.
Waggonfabrik Uerdingen.
Webschule Landeshut (Schles.).
Websky, Hartmann & Wiesen A.-G., Wüstewaltersdorf (Breslau).
L. Wessel A.-G., Bonn.
Fritz Werner, A.-G., Berlin.
Winkler A.-G., Hallau.
Zeiß-Ikon A.-G., Dresden.

Arbeiter und Leibesübungen.

Von Walter Maschke, Berlin.

Jugendsekretär des Allgemeinen Deutschen Gewerkschaftsbundes.

„Die Gewerkschaften haben das lebhafteste Interesse daran, daß die Arbeiterschaft im Vollbesitz ihrer körperlichen Kräfte und ihrer Gesundheit ist. Der Bundesausschuß des Allgemeinen Deutschen Gewerkschaftsbundes spricht deshalb seine Freude über die erfolgreiche Entwicklung der Arbeitersportbewegung aus, die von dcm Willen zeugl, in gesunden Leibesübungen den gesundheitlich schädlichen Wirkungen schlechter Lebensverhältnisse und einseitiger, oft Gefahren mit sich bringender Arbeitsverrichtungen entgegenzutreten".

Diese im Jahre 1927 von den freien Arbeitergewerkschaften genommene Stellung zur körperlichen Betätigung der Arbeiter in ihrer Freizeit geht von den durch die Arbeits- und Lebensverhältnisse der Volksmasse gegebenen Umständen aus. Die industrielle Entwicklung führt zu einseitiger Beanspruchung menschlicher Organe im Produktionsprozeß. Mechanisierung und Technisierung in der Güterherstellung bringen eine so weit geführte Arbeitsteilung mit sich, daß in vielen Fällen eine innere Befriedigung des arbeitenden Menschen bei seiner Tätigkeit nicht mehr eintritt. Der ursprünglich zeitlich nahezu unbegrenzten Einspannung des Menschen in den Arbeitsprozeß sind durch den organisierten Willen der Arbeiter wie durch die soziale Gesetzgebung Schranken gesetzt worden. Staats- und bevölkerungspolitische Gesichtspunkte waren es in der Hauptsache, die solche Arbeiterschutzgesetzgebung herbeiführten. Ein Mindestmaß von gesetzlich garantiertem Arbeiterschutz ist die primitivste Voraussetzung dafür, daß der Arbeiter überhaupt das Bedürfnis nach freier körperlicher Betätigung in der Freizeit empfinden kann. Je mehr die Masse der arbeitenden Menschen sich ihrer Rolle in der menschlichen Gesellschaft und der Bedeutung ihrer Funktion in derselben bewußt wird, um so mehr Gewicht legt sie auf die zu ihrer Verfügung stehende arbeitsfreie Zeit, um sie nach eigenen Wünschen und Bedürfnissen auszufüllen. Wenn die Arbeiterorganisationen in ihrem gewerkschaftlichen und politischen Kampf sich nun besonders in neuerer Zeit für die Vermehrung der Freizeit des Arbeiters in erster Linie einsetzen, so schaffen sie damit also die Voraussetzung dafür, daß der Masse der Arbeiter Sport und Leibesübungen überhaupt erst ermöglicht werden.

Was für die Gesamtheit der Arbeiter gilt, trifft in besonderem Maße für die jüngeren Jahrgänge zu. Die jugendlichen Arbeitnehmer befinden sich in ihrer großen Mehrzahl während der Zeit des stärksten körperlichen Wachstums gleichzeitig in der Berufsausbildung. Sie haben nicht nur die für sie neue Situation im Betrieb und Beruf zu überwinden, sondern werden dabei auch in sehr vielen Fällen zeitlich in höherem Maße als die erwachsenen Arbeiter beansprucht. Die gewerkschaftliche Forderung, daß für Jugendliche unter 18 Jahren die Arbeitszeit einschließlich der Berufsschulzeit wöchentlich 48 Stunden nicht überschreiten darf, wird deshalb von allen, die die körperliche Betätigung der Jugendlichen in ihrer Freizeit für eine absolute Notwendigkeit vom Standpunkt der Gesellschaft sowohl wie von dem des einzelnen halten, für unumgänglich angesehen werden müssen. Wertvolles Beweismaterial für die Dringlichkeit der vorstehenden Forderungen ergab eine im Jahre 1929 an der Berufsschule in Königsberg (Pr.) vorgenommene Erhebung über den Umfang der regelmäßigen Beteiligung der Handwerks- und Industrielehrlinge an planmäßigen Leibesübungen. Es ergab sich zunächst das nicht sehr erhebende Resultat, daß von 3,014 Lehrlingen nur 804 = 26,85% regelmäßig Leibesübungen trieben. Interessant aber sind die Angaben über die Beteiligung der verschiedenen Berufe. Wir erfahren, daß von den Bauhandwerkern 30%, aus dem Buchgewerbe 50% und von den Elektrikern sogar 58,6% der Lehrlinge Sportler sind. Demgegenüber stellen die Bäcker 16,6%, die Friseure 18,3%, die Gärtner 13,2%, die Schmiede 12,5% und die Schneider sogar nur 10% Sporttreibende. Aus diesen Angaben geht klar hervor, daß die Lehrlinge derjenigen Berufe im geringsten Umfange regelmäßige Leibesübungen betreiben, in denen die Kleinbetriebe überwiegen und die Lehrlinge häufig beim Lehrmeister in Kost und Logis sind. Höchstwahrscheinlich wird die unregelmäßige Beendigung der Arbeitszeit die Hauptursache dazu sein, daß bestimmte Berufskategorien ein so auffallend geringes Interesse der Lehrlinge an sportlicher Betätigung aufzuweisen haben.

Der jungen Arbeiterschaft die Pflege und Gesunderhaltung ihres Körpers zu einer Selbstverständlichkeit werden zu lassen, ist das dringende Bestreben der organisierten Arbeiterschaft. Körperpflege wird nicht nur in der Form des organisierten Sportbetriebes ausgeübt. Für viele junge Arbeiter sind Wanderungen und die damit zusammenhängenden Spiele im Freien das Hauptbetätigungsmittel. Auch hier wieder ist es die Frage der Freizeit, die in den Vordergrund rückt. Ohne Wochenendfrühschluß und ohne einen längeren Urlaub in jedem Jahre werden die gewünschten Folgen des Herausziehens aus der Enge der Großstadt, aus der täglichen Umgebung nicht zu erreichen sein. Unterkünfte für die wandernde Jugend sind bereits in anerkennenswertem Umfange geschaffen, leider aber ist auch hier festzustellen, daß die Benutzung der Jugendherbergen durch die erwerbstätigen Jugendlichen noch auf einem betrüblich niedrigen Grad steht. Von 3 646 000 Übernachtungen im Jahre 1929 entfielen nur 26,28% auf die erwerbstätigen Jugendlichen unter 20 Jahre. Wenn jeder Herbergsbesucher nur einmal im Jahre in der Jugendherberge übernachtet hätte — was natürlich nicht anzunehmen ist —, da die von den Jugendvereinen veranstalteten Wanderungen und Ferienfahrten sich häufig über mehrere Tage erstrecken, so würden nicht einmal eine Million junger Arbeitnehmer unter 20 Jahren wenigstens einmal im Jahre eine zweitägige Wanderung gemacht haben. Die Zahl der erwerbstätigen Jugendlichen unter 18 Jahren beträgt aber rund 3,75 Millionen. Es ist also noch sehr viel zu tun, um eines der besten Mittel zur Erhaltung der körperlichen Gesundheit, das Wandern, wirksam zu machen.

Der Wert der Leibesübungen für den arbeitenden Menschen wird stets davon abhängen, daß er sie in voller Freiwilligkeit ausübt. Diese Erkenntnis kann natürlich nicht dazu führen, etwa den Pflichtunterricht an der Berufsschule abzulehnen. Es braucht hier nur erwähnt zu werden, daß die Arbeiterorganisationen sich stets für den Ausbau der Berufsschule auch in Hinsicht auf Leibesübungen eingesetzt haben und auch die Veranstaltung von Ferienwanderungen durch die Berufsschule befürworten. Anders aber liegen die Dinge, wenn es sich um die Stellungnahme zur Veranstaltung von Leibesübungen im Betriebe während der Arbeitspausen handelt. Diese Übungen werden nur auf Kosten der Arbeitspausen oder durch Verlängerung des Arbeitstages ermöglicht. Da aber jeder Arbeitnehmer das verständliche Bestreben hat, seinen Arbeitsplatz so früh wie möglich zu verlassen, um die freigebliebene Tageszeit nach eigener Bestimmung zu verwenden, ist es erklärlich, daß die bereits unternommenen Versuche, gymnastische Übungen in die Arbeitspausen zu legen, im allgemeinen wohl zu keinem Erfolg führten. Über diesen Tatbestand helfen auch eventuell wissenschaftlich einwandfreie Feststellungen, daß in die Arbeitszeit eingeschobene Leibesübungen durch ihre, die einseitige körperliche Betätigung ausgleichende Wirkung besser als volle Ruhe zur Beseitigung der Ermüdung beitragen, nicht hinweg. Der psychologische Faktor wird bei dieser Frage eben stärker als alle anderen Erwägungen bewertet werden müssen.

Aus den Beziehungen des Arbeiters zum Sport ergibt sich im Betrieb, besonders im Großbetrieb, häufig die Frage nach einer Stellung zum Werksportverein. Im allgemeinen ist zu sagen, daß die Arbeiter sich dieser Form der sportlichen Betätigung ablehnend gegenüber verhalten, wahrscheinlich wird sich die Mitgliedschaft der bestehenden Werksportvereine in der Mehrzahl aus Angestellten zusammensetzen. Der Arbeiter hat das Empfinden, daß eine auf die Belegschaft eines Werkes beschränkte Organisation, die infolge ihres besonderen Aufgabenkreises Gelegenheit zu außerdienstlichem geselligen Verkehr bietet, leicht zu einer unsachlichen Personalpolitik

im Werk führen kann. Der Arbeiter weiß auch, daß sich unter der
Belegschaft stets Arbeiter befinden, die sich um die Schaffung und
Herbeiführung solcher Möglichkeiten bewußt bemühen. Es ist daher
zu verstehen, wenn die Arbeiter nicht nur in Privatbetrieben, in
denen der Werksportverein als eine gegen die gewerkschaftliche Organisation gerichtete, von der Werksleitung geförderte Bestrebung
empfunden werden könnte und häufig empfunden wird, sondern
auch in Betrieben der Arbeiterorganisationen oder denjenigen der
öffentlichen Unternehmungen, denen also solche Absichten nicht
unterstellt werden können, die gleiche Haltung zum Werksport ein-
nehmen. Vielleicht kommt auch noch das Gefühl hinzu, daß es sich
beim Werksport manchmal um eine besondere Form neuzeitlicher
Werbetechnik handelt, die in auffälliger Weise den Namen einer
Firma oder eines Fabrikates in den Mund der Öffentlichkeit bringen
will.

In welchem Umfang Sport und Leibesübungen heute bereits die
arbeitenden Menschen in ihrer Freiheit beschäftigen, zeigen einige
Angaben über die Entwicklung der Arbeitersportbewegung.

Die wichtigsten Verbände der Arbeitersportbewegung zeigten am
1. April 1929 folgenden Stand:

	Vereine	Mitglieder
Arbeiter-Turn- und Sportbund	6886	738048
Arbeiter-Radfahrerbund „Solidarität"	4951	320000
Touristenverein „Naturfreunde"	1000	81734
Arbeiter-Athletenbund	960	52000
Arbeiter-Samariterbund	1209	42757

Unter Hinzurechnung einiger weiterer, allerdings kleinerer Vereine,
ergab sich am 1. April 1929 insgesamt ein Bestand von 16992 Vereinen
mit 1284737 Mitgliedern. Zu berücksichtigen ist weiter, daß die
Jugendgruppen der Gewerkschaften sowie die Sozialistische Arbeiter-
jugend ebenfalls die Pflege der Leibesübungen betreiben, ohne daß
sie ausgesprochene sportliche Veranstaltungen treffen. Hier handelt
es sich mehr darum, daß denjenigen jungen Arbeitern, die der beruflichen und allgemeinen Weiterbildung ihr Hauptinteresse zuwenden
und infolgedessen zur vereinsmäßigen Sportbetätigung weder Zeit
noch Mittel haben, Gelegenheit und Anregung zur Pflege der körperlichen Kräfte und Fähigkeiten gegeben wird. Durch Spiele im
Freien, die in den Abendstunden stattfinden, sowie in der Hauptsache
durch Wanderungen und Ferienfahrten, die meistens mit Schwimmen,
Turnspielen und ähnlichem verbunden sind, wird in diesen Gruppen
auf zwanglose Weise dem körperlichen Betätigungsbedürfnis der
jungen Arbeiter Rechnung getragen.

Die Arbeiterschaft betrachtet Sport und Körperpflege nicht nur
unter dem Gesichtspunkt, daß sie die Gesundheit des einzelnen

fördern und seine zur Führung des Lebenskampfes notwendige Willenskraft und Fähigkeiten stärken, sondern halten sie auch als wesentliche Erziehungsfaktoren unter Hinblick auf die gesellschaftlichen Aufgaben der Arbeiterklasse. Die Erreichung des gesellschaftlichen Ideals der Arbeiterschaft, eine nach dem Wohl der Gesamtheit orientierte Sozialordnung und dementsprechende Wirtschaftsführung kann nur mit optimistischen, das Leben bejahenden Menschen erreicht werden. Gesundheit und Lebensfreude sind Vorbedingungen für solche innere Einstellung, sind aber auch Voraussetzung für den wirtschaftlichen Wohlstand der Gesamtheit. Aus diesen Gesichtspunkten ergibt sich, daß die Arbeiterschaft bei ihrer Stellungnahme zum Sport nicht auf Spitzenleistungen einzelner und den Kampf, sondern auf Gesamtleistungen, die nur durch die Pflege solidarischen Geistes erzielt werden können, das Hauptgewicht legt!

Anhang.

Anschriften-Verzeichnis.

(Zusammengestellt vom Archiv für Leibesübungen, Berlin W 8,
Wilhelmstr. 91.)

I. Reichs- und Länderressorts.

Reich:

Reichsministerium des Innern, Berlin NW 40.
Reichsbeirat für körperliche Erziehung, Berlin NW 40, Platz der Republik 6.
Reichstagsausschuß für Leibesübungen, Drucksachenabteilung des Reichstages.

Länder:

Preußisches Ministerium für Volkswohlfahrt, Berlin W 8.
Preußischer Landesbeirat für Jugendpflege, Jugendbewegung und Leibesübungen, Berlin W 8, Leipziger Str. 3.
Preußisches Ministerium für Wissenschaft, Kunst und Volksbildung, Berlin W 8.
Preußischer Landesbeirat für Leibesübungen und Körpererziehung, Berlin W 8, Unter den Linden 4.
Preußisches Ministerium für Handel und Gewerbe, Berlin W 9, Leipziger Straße 2.
Bayerisches Staatsministerium für Unterricht und Kultus, München.
Sächsisches Arbeits- und Wohlfahrtsministerium, Dresden.
Württembergisches Kultusministerium, Stuttgart.
Badisches Ministerium des Kultus und Unterrichts, Karlsruhe.
Thüringisches Ministerium für Inneres und Wirtschaft, Weimar.
Hessisches Ministerium für Arbeit und Wirtschaft, Darmstadt.
Staatsamt für auswärtige Angelegenheiten, Hamburg.
Mecklenburg-Schwerinsches Ministerium des Innern, Schwerin i. M.
Braunschweigisches Ministerium des Innern, Braunschweig.
Oldenburgisches Ministerium der sozialen Fürsorge, Oldenburg (Fr.).
Anhaltisches Staatsministerium, Dessau.
Senatskommission für Reichs- und auswärtige Angelegenheiten, Bremen.
Lippisches Landespräsidium, Detmold.
Senatskommission für Reichs- und auswärtige Angelegenheiten, Lübeck.
Mecklenburg-Strelitzsches Staatsministerium, Abteilung des Innern, Neustrelitz.
Schaumburg-Lippische Landesregierung, Bückeburg.

Preußische Provinzen:

Landesjugendamt der Provinz Ostpreußen, Königsberg i. Pr., Landeshaus.
     „   der Provinz Pommern, Stettin, Bismarckstraße.
     „   der Provinz Niederschlesien, Breslau 2, Gartenstr. 74.
     „   der Provinz Oberschlesien, Ratibor i. O.-S.

Landesdirektor der Provinz Brandenburg, Berlin W 10, Matthäikirch-
straße 20/21.
Landeswohlfahrts- und Jugendamt, Berlin C 2, Poststr. 6.
Landesjugendamt der Provinz Hannover, Hannover, Schiffgraben 6.
„ der Provinz Westfalen, Münster i. W., Landeshaus.
„ des Bezirks Kassel, Kassel, Ständeplatz 8.
„ des Bezirks Wiesbaden, Wiesbaden, Landeshaus.
„ der Rheinprovinz, Düsseldorf, Landeshaus.
Landeshauptmann der Grenzmark Posen-Westpreußen, Schneidemühl.
„ der Provinz Sachsen, Merseburg, Landeshaus.
„ der Provinz Schleswig-Holstein, Kiel, Fleethörn 56.

II. Kommunale Spitzenorganisationen.

Verband der preußischen Provinzen, Berlin W 8, Unter den Linden 12/13.
Deutscher und Preußischer Landkreistag e. V., Berlin W 9, Bellevuestr. 5 a.
Deutscher Städtetag, Berlin NW 40, Alsenstr. 7.
Reichsstädtebund e. V., Berlin SW 11, Stresemannstr. 14.
Deutscher Landgemeindetag e. V., Berlin W 9, Potsdamerstr. 22 a.
Preußischer Landgemeindeverband West e. V., Berlin W 35, Schöneberger
Ufer 48.

III.

Zentrale für Leibesübungen einschließlich Archiv und Museum für Leibesübungen (als zwischenbehördliche Stelle), Berlin W 8, Wilhelmstr. 91 I.

IV. Private Organisationen.

Spitzenverbände für Turnen, Sport und Wandern:
Deutscher Reichsausschuß für Leibesübungen, Berlin W 35, Kurfürsten-
straße 48.
Zentralkommission für Arbeitersport und Körperpflege, Berlin W 57,
Bülowstr. 29.
Reichsausschuß der deutschen Jugendverbände, Berlin NW 40, Alsen-
straße 10.
Reichsverband für Deutsche Jugendherbergen, Hilchenbach i. W.

Landesausschüsse des Deutschen Reichsausschusses
für Leibesübungen:
Badischer Landesausschuß für Leibesübungen und Jugendpflege, Karls-
. ruhe, Schloßbezirk 4.
Bayerischer Landesverband für Leibesübungen, München, Maximilian-
straße 13.
Braunschweigischer Landesausschuß für Leibesübungen, Braunschweig,
Schloßstr. 7.
Hamburger Ausschuß für Leibesübungen, Hamburg 25, Beim Gesund-
brunnen 15.
Landesgruppe Thüringen, Weimar, Herbststr. 11.
Mecklenburgischer Landesverband für Leibesübungen, Lehrer Strutz,
Wismar (Ostsee).
Württembergischer Landesausschuß für Leibesübungen, Stuttgart, Wera-
straße 39.
Landesverband Niederschlesien, Breslau 5, Schweidnitzer Stadtgraben 19.
Verband für Leibesübungen und Jugendpflege Lübeck, H. Dettmann,
Lübeck, Wickedestr. 7 I.
Oberschlesischer Provinzialverband für Leibesübungen, Ratibor, Ring 14.
Bremer Bund für Leibesübungen und Jugendpflege, Bremen, Sandstr. 3.
Sächsischer Landesausschuß für Leibesübungen, Dresden N. 6.

Landeskartelle bzw. Provinzkartelle der Zentralkommission
für Arbeitersport und Körperpflege:

Landesarbeitersportkartell Anhalt, O. Gehre, Dessau, Friederikenplatz 44.
Zentralkommission für Körperkultur und Jugendpflege, Kreis Baden, Karl
Müller, Karlsruhe, Gluckstr. 3.
Landeskartell für Bildung, Sport und Körperpflege der Arbeitervereine
Bayerns rechts des Rheins, Joh. Böhmer, Nürnberg, Bauerngasse 24.
Landesarbeitersportkartell Braunschweig, W. Kämmer, Braunschweig,
Bültenweg 97.
Arbeitersportkartell Hamburg, Hamburg 1, Besenbinderhof 59, Zimmer 12,
Gewerkschaftshaus.
Landeskartell Bremen, Oskar Drees, Bremen, Werderhöhe 45.
      ,,   für den Freistaat Hessen, Ph. Wolf, Darmstadt, Feldberg-
straße 79.
Landessportkartell Lippe, B. Franz, Lage i. L., Bleichenweg 2.
Arbeitersportkartell Lübeck, J. Wirschel, Lübeck, Hansastr. 146.
Landeskartell für Arbeiterbildung, Sport und Körperpflege Mecklenburg,
O. Bruder, Rostock, Gartenstadt Barnstorf, Sporthaus, Arbeiterstadion.
Landeskartell für Arbeitersport und Körperpflege für den Landesteil
Oldenburg, W. Hahn, Oldenburg, Rauhe Horst 55.
Arbeiterlandessportkartell Freistaat Sachsen, Otto Rey, Dresden 1, Park-
straße 6.
Landesverband Thüringen, W. Pöhler, Jena-Ost, Feldstr. 3.
Landeskartell für Arbeitersport und Körperpflege Württemberg und
Hohenzollern, Stuttgart, Kanzleistr. 33.
Arbeiterkartell für Körper- und Geisteskultur Danzig, A. Artus, Danzig,
Am Marienblick 12.
Provinzialkartell Brandenburg, R. Oehlschläger, Berlin C 25, Landsberger
Straße 82, Kartellverband Groß-Berlin.
Provinzialkartell Hannover, H. Kabus, Hannover, Seilerstr. 10.
      ,,   Hessen-Nassau, J. Klug, Frankfurt a. M., Klapper-
gasse 30.
Provinzialkartell Oberschlesien, F. Beyer, Leobschütz i. O.-S., Coseler
Straße 6.
Provinzialkartell Ostpreußen, P. Andjelkow, Königsberg i. Pr., Hinter-
limse 21.
Provinzialkartell Pommern, F. Klütz, Stettin, Schillerstr. 10.
      ,,   Rheinland, F. Rudolph, Düsseldorf, Erkrather Str. 267.
      ,,   Rheinpfalz, L. Dritschler, Speyer a. Rh., Diakonissen-
straße 54.
Provinzialkartell Provinz Sachsen, P. Schrader, Magdeburg.
      ,,   Schlesien, A. Matzke, Breslau 2, Bohrauer Str. 34.
      ,,   Schleswig-Holstein, H. Kolbow, Kiel, Harriestr. 33.
      ,,   Westfalen, F. Specht, Bielefeld, Schloßhofstr. 5.

Landesausschüsse des Reichsausschusses der deutschen
Jugendverbände:

Badischer Landesausschuß für Leibesübungen und Jugendpflege, Karls-
ruhe, Lessingstr. 3.
Bayerischer Landesausschuß der deutschen Jugendverbände, München,
Pestalozzistr. 1.
Landesausschuß Brandenburg der deutschen Jugendverbände, Berlin
SO 16, Engelufer 24.
Landesausschuß der braunschweigischen Jugendverbände, Braunschweig,
Petersilienstr. 9.
Landesausschuß der bremischen Jugendverbände, Bremen, Auf den
Häfen 46.

Landesausschuß Grenzmark der deutschen Jugendverbände, Schneide-
mühl, Alte Bahnhofstr. 17.
Hamburger Jugendausschuß, Hamburg 11, Gr. Burstah 31 III.
Landesausschuß Hannover der deutschen Jugendverbände, Hannover,
Nikolaistr. 7.
Landesausschuß Hessen (Fr.) der deutschen Jugendverbände, Mainz-
Kostheim, Taunusstr. 32.
Landesausschuß Hessen-Nassau der deutschen Jugendverbände, Wies-
baden, Bleichstr. 5 I.
Lübecker Jugendausschuß, Lübeck, Domkirchhof 7.
Landesausschuß der mecklenburgischen Jugendverbände, Schwerin i. M.,
Königstr. 19.
Landesausschuß Niederschlesien der deutschen Jugendverbände e. V.,
Breslau, Bahnhofstr. 17.
Oberschlesischer Landesausschuß der deutschen Jugendverbände, Gleiwitz,
Kirchstr. 6.
Landesausschuß Oldenburg der deutschen Jugendverbände, Rüstringen,
Börsenstr. 129.
Landesausschuß Ostpreußen der deutschen Jugendverbände, Königsberg
i. Pr., Steindammer Kirchplatz 5.
Pommerscher Landesausschuß der deutschen Jugendverbände, Stettin,
Bollwerk 1 b II.
Landesausschuß Preußen der deutschen Jugendverbände, Berlin NW 40,
Alsenstr. 10.
Landesausschuß der rheinischen Jugend, Düsseldorf, Landeshaus.
    „   Sachsen der deutschen Jugendverbände, Dresden-A.,
Amalienstr. 9 III.
Landesausschuß Sachsen-Provinz der deutschen Jugendverbände, Magde-
burg, Regierungsstr. 28.
Schleswig-Holsteinischer Jugendausschuß, Kiel, Rathaus, Zimmer 129.
Landesausschuß Thüringen der deutschen Jugendverbände, Erfurt, Post-
schließfach 847.
Landesausschuß Westfalen der deutschen Jugendverbände, Dortmund,
Nordstr. 28.
Landesausschuß der württembergischen Jugendverbände, Stuttgart, Hohe
Straße 11.

Gaue des Reichsverbandes für Deutsche Jugendherbergen:
Gau Baden des R. f. D. J., Karlsruhe, Sofienstr. 41.
Gau Bayern des R. f. D. J., München 2, SW, Bayerstr. 43. (Landesverband
Bayern für Jugendwandern und Jugendherbergen e. V.).
Gau Mark Brandenburg des R. f. D. J., Berlin N 24, Friedrichstr. 110/112.
Gau Grenzmark des R. f. D. J., Schneidemühl, Regierung, Zimmer 273.
Gau Hannover des R. f. D. J., Hannover, Hinüberstr. 4 a III.
Gau Main-Rhein-Lahn-Fulda des R. f. D. J., Frankfurt a. M., Haus der
Jugend, Hansa-Allee 150.
Gau Mecklenburg des R. f. D. J., Teterow, Malchiner Str. 63.
Gau Mittelelbe des R. f. D. J., Magdeburg, Franke-Jugendheim.
Gau Mittelschlesien des R. f. D. J., Hassitz b. Glatz, Jugendhof.
Gau Niederhessen-Waldeck des R. f. D. J., Kassel, Jugendherberge am
Tannenwäldchen.
Gau Niederschlesien des R. f. D. J., Görlitz, Untermarkt 14 III.
Gau Nordmark des R. f. D. J., Hamburg, Gr. Burstah 31.
Gau Oberschlesien des R. f. D. J., Neiße, Marienstr. 4.
Gau Oberweser des R. f. D. J., Osnabrück, Eisenbahnstr. 7.
Gau Ostpreußen-Nord des R. f. D. J., Königsberg i. Pr., Tragheimer
Pulverstr. 15.

Gau Ostpreußen-Süd des R. f. D. J., Allenstein, Treudankstr. 22.
Gau Pommern des R. f. D. J., Stettin, Bürobaracke, Scharnhorststr. 26.
Gau Rheinland des R. f. D. J., Düsseldorf, Ständehaus.
Gau Saar e. V. des R. f. D. J., Saarbrücken 3, Scheidter Str. 6.
Gau Sachsen des R. f. D. J., Dresden-N. 6, Königsufer 2.
Gau Sauerland des R. f. D. J., Iserlohn i. W., Wallstr. 31.
Gau Schwaben des R. f. D. J., Tübingen, Gartenstr. 23 I.
Gau Südhessen des R. f. D. J., Darmstadt, Schließfach 200.
Gau Thüringen des R. f. D. J., Weimar, Admiral-Scheer-Str. 2.
Gau Unterweser-Ems des R. f. D. J., Bremen, Dechanatstr. 15 I.

V. Behördensport (Spitzenverbände).

Bund der deutschen Reichsbahn-Turn- und Sportvereine im Reichsverband der Eisenbahnvereine, Berlin, Potsdamer Fernbahnhof, Fürstenzimmer.
Arbeitsgemeinschaft Deutscher Postsportvereine, Berlin NW 40, Lehrter Str. 57 a (Poststadion).
Reichsausschuß für Polizeisport, Berlin-Spandau, Schönwalder Str. 52.
Interessengemeinschaft der Behördensportvereine, Berlin W 50, Bamberger Straße 53.

VI. Firmensportorganisationen.

Reichsarbeitsgemeinschaft deutscher Firmensportvereine, Hamburg, Repsoldstr. 1.
Gymnastische Gesellschaft, Gemeinnütziger Reichsverein zur Einführung der „Bewegungspause" in Verwaltung und Betrieb e. V., Berlin-Wilmersdorf, Rüdesheimer Platz 1 II, Aufgang 1.
Gesellschaft für gymnastische Körperkultur e. V. Institut für Körperbildung. Frau Alice Caminer, Berlin-Schöneberg, Meraner Str. 7.

VII. Hochschulorganisationen.

Deutsches Hochschulamt für Leibesübungen, Karlsruhe, Technische Hochschule, Geologisches Institut.
Turn- und Sportamt der deutschen Studenten, Berlin W 8, Wilhelmstr. 91.

VIII. Turn- und Sportlehrerorganisationen.

Interessengemeinschaft der deutschen Lehrerorganisationen für Leibesübungen, Berlin W 8, Wilhelmstr. 91.
Reichsverband der Fachturnlehrer, Turnlehrer Obitz, Wilmersdorf, Gieselerstraße 27.
Deutscher Turnlehrerverein, Berlin N 54, Lothringer Str. 6.
Deutscher Philologenverband, Berlin NW 6, Schiffbauerdamm 5 IV.
Verband Deutscher Sportlehrer e. V., Berlin W 8, Wilhelmstr. 91 I.
Reichsarbeitsgemeinschaft der Lehrer-Turn- und Sportvereine, W. Scholz, Berlin N 65, Sansibarstr. 61.

IX. Ärzteorganisationen.

Verband der Ärzte Deutschlands (Hartmannbund), Leipzig, Plagwitzer Straße 15.
Bund deutscher Ärztinnen, Berlin W 50, Rankestr. 35.
Deutscher Ärztebund zur Förderung der Leibesübungen, Berlin W 8, Wilhelmstr. 91.
Deutscher Ärztevereinsbund, Potsdam, Kaiser-Wilhelm-Str.

X. Rettungsorganisationen.

Deutscher Zentralverband für das Rettungswesen, Ministerialrat Dr. Taute, Reichsministerium des Innern, Berlin NW 40.

Zentralkomitee für das Rettungswesen in Preußen, Sanitätsrat Dr. Frank,
  Ministerium für Volkswohlfahrt, Berlin W 9, Leipziger Str. 3.
Deutsches Rotes Kreuz, Generalsekretär Freiherr v. Rotenhan, Berlin W 10,
  Corneliusstr. 4 b.
Deutsche Lebensrettungsgesellschaft e. V., Berlin W 57, Bülowstr. 18.
Arbeiter-Samariterbund, Chemnitz, Alexanderstr. 23.
Deutsche Gesellschaft zur Rettung Schiffbrüchiger, Sitz Bremen.
Deutsche Gesellschaft für Samariter- und Rettungswesen, Leipzig.

XI. Fachwissenschaftliche Gesellschaften und Institute.

Wissenschaftliche Gesellschaft für körperliche Erziehung, Dr. Sippel,
  Berlin W 8, Wilhelmstr. 91.
Reichsausschuß für hygienische Volksbelehrung, Berlin NW 6, Luisen-
  platz 2/4.
Arbeitsgemeinschaft sozialhygienischer Reichsfachverbände, Berlin-Char-
  lottenburg 5, Frankstr. 3 d.
Deutsche Gesellschaft für Gewerbehygiene, Frankfurt a. M., Platz der
  Republik 49.
Deutsche Gesellschaft für Volksbäder, Berlin-Steglitz, Ringstr. 10.
Deutsches Hygienemuseum, Dresden, Lingnerplatz.
Landesanstalt für Wasser-, Boden- und Lufthygiene, Berlin-Dahlem,
  Ehrenbergstr. 38/42.
Deutsche Hochschule für Leibesübungen, Berlin-Grunewald, Deutsches
  Stadion.
Archiv und Museum für Leibesübungen, Berlin W 8, Wilhelmstr. 91.
Landesturnanstalten in Berlin (Preußische Hochschule für Leibesübungen),
  München, Dresden, Karlsruhe, Stuttgart.
Die Institute für Leibesübungen an den Universitäten, Technischen,
  Landwirtschaftlichen, Forstwissenschaftlichen und Handels-Hochschulen.